PUHUA BOOKS

我
们
一
起
解
决
问
题

治愈系心理学

黑暗中的光

抑郁康复者的66封来信

[英]詹姆斯·威西（James Withey）
[英]奥莉维亚·萨根（Olivia Sagan）◎主编

杜华强　熊　伟◎译

人民邮电出版社

北　京

图书在版编目（CIP）数据

黑暗中的光：抑郁康复者的66封来信 / （英）詹姆斯·威西（James Withey），（英）奥莉维亚·萨根（Olivia Sagan）主编；杜华强，熊伟译. -- 北京：人民邮电出版社，2020.11
（治愈系心理学）
ISBN 978-7-115-54710-1

Ⅰ. ①黑… Ⅱ. ①詹… ②奥… ③杜… ④熊… Ⅲ. ①抑郁症－康复 Ⅳ. ①R749.409

中国版本图书馆CIP数据核字（2020）第181680号

内 容 提 要

　　本书编者之一詹姆斯·威西因抑郁接受住院治疗时想到：如果那些抑郁康复者写信给那些正受抑郁之苦的人，会发生什么？如果抑郁症患者读到抑郁症是可以康复的，结果会怎样？出院后，詹姆斯开了一个博客，写下了第一封康复者来信，这封信就在这本书中。在后来的康复过程中，詹姆斯萌生了编辑有关抑郁康复者来信一书的念头。抑郁者分享自己的故事，帮助别人也帮助自己；把自己的经历写得越多、说得越多、分享得越多，抑郁症状就减轻得越多。

◆ 主　　编　［英］詹姆斯·威西（James Withey）
　　　　　　　［英］奥莉维亚·萨根（Olivia Sagan）
　　译　　　　杜华强　熊　伟
　　责任编辑　黄海娜
　　责任印制　彭志环

◆ 人民邮电出版社出版发行　北京市丰台区成寿寺路11号
　　邮编 100164　电子邮件 315@ptpress.com.cn
　　网址 https://www.ptpress.com.cn
　　北京鑫丰华彩印有限公司印刷

◆ 开本：787×1092　1/32
　　印张：7.75　　　　　　　　　　2020年11月第1版
　　字数：120千字　　　　　　　　2020年11月北京第1次印刷

著作权合同登记号　图字：01-2020-2622号

定　价：59.00元
读者服务热线：（010）81055656　印装质量热线：（010）81055316
反盗版热线：（010）81055315
广告经营许可证：京东市监广登字20170147号

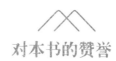

对本书的赞誉

这是一个很棒的策划。我第一次抑郁严重时，不相信自己能康复成了我活下去和好起来的最大障碍。我向医生求助并问他，为了让我信服是否可以安排我和抑郁康复者联系。但他不能，也没有安排。那时，正如奥斯卡·王尔德所说"绝望无季节"。换言之，希望遥遥无期。如果我与抑郁康复者取得了联系，就会明白康复是可能的。我想，情况会大不一样。因此，我毫无保留地向所有抑郁症患者推荐这本书。书中有充满希望的信息，这是黑暗中的光；也有理性的信念，这是抵御全部压抑、沮丧的解药。我毫不怀疑，这本书有拯救生命的力量。

——蒂姆·洛特（Tim Lott），记者兼作家

　　这些信充满了友善和亲切，将你从自我中拉出来，分担你的痛苦，检验你的想法，解答你的问题，也可能修正你走出抑郁的方法。信中所写更周全、更易接受、更心平气和。相信我，你会好起来的。

——尼尔·伯顿博士（Dr Neel Burton）

《在抑郁中成长》（*Growing from Depression*）作者

　　这本书能挽救生命，虽然我不敢说能挽救很多。写信或读信能驱逐孤独感，而孤独感正是绝望的根源。你可以读一读这本书，或者为别人买一本，这可是罕见而高效的良药。

——格温妮丝·刘易斯（Gwyneth Lewis）

《雨中的日光浴：关于抑郁的快乐之书》

（*Rain: A Cheerful Book about Depression*）作者

康复者来信写得很感人，处处是金玉良言。治疗精神疾病的有效方法至今不明确，在此背景下，本书提供了一些很有价值的东西。抑郁症患者需要确信康复是可能的，这是关键。这些同路人的信告诉你，康复不仅可能而且可信，你不孤单，其他人也曾和现在的你一样，但他们挺过来了、康复了，恢复了正常生活。他们传递的信息是：你也可以！

——马克·莱斯－奥克斯利（Mark Rice-Oxley）

《柠檬树下：抑郁与康复回忆录》

（Tree: A Memoir of Depression and Recovery）**作者**

患病时读信对我帮助很大，这是少有的穿越虚空来到我身边的东西之一。

——夏洛特·加勒特（Charlotte Garrett）

实验心理学家

这本抑郁症康复者来信集无疑能安慰那些正在经受精神疾病折磨的人们。写信者以过来人才会有的方式讲述自己的经历，真实的言语给读者希望和鼓舞。

——道格拉斯·布洛赫（Douglas Bloch M.A.）

《从抑郁中康复：12周改善心情》

（Depression：12 Weeks to a Better Mood）作者

译者来信

你好！

　　本书于 2018 年 4 月 23 日入选"世界读书之夜"书目，由 66 封康复者来信、两篇序和一篇后记组成。这 66 位康复者经历过或正在经历着抑郁带来的痛苦，但都踏上了康复之旅。他们遍布世界各地，有男人也有女人，有老人也有中青年，有医生（甚至包括精神科医生、心理治疗师）、作家、画家、企业家、记者、公司职员、工人、家庭妇女、网红、学生、退休人士等各类人群。来信涵盖了重性抑郁、双相情感障碍、产后抑郁等多种抑郁症及其不同阶段、不同程度的病情和康复过程。序一的作者、本书的主要编者詹姆斯·威西本人就是一名重性抑郁症患者，正是线上康复者的经历启发、激励、帮助了他，并使他萌生了编辑本书的想法。本书的另一位编者、序二的作者奥莉维亚·萨根现任英国玛格丽特女王大学心理学、社会学和教育学系主任，是英国皇家公共卫生学会的协理、英国心理咨询与心理治疗协会会员，经常参与海外人道主义项目。后记的作者 G. 托马斯·库瑟（G.Thomas Couser）是纽约霍夫斯特拉大学英语系荣誉退休教授，在校时教授美国文学和美国研究，是残障研究项目的建立者和领头人，致力于研究生命写作（"生命写作"是一个笼统的术语，指描述非虚构记忆的一种写作形式，包括传记、自传、回忆录、日记，以及个人散文、博客、信件、电子邮件等）。他也是一名抑郁症患者，晚年阅读和研究父亲留下的信件成了他治疗自己的一种途径。

翻译每一封康复者来信的过程就是倾听每一位康复者心声的过程。信中的每个词语、每个句子都出于敢于分享、敢于吐露脆弱、满怀关爱和希望的慷慨之心。翻译工作大多数时候是在晚上进行的，仿佛和写信人在秉烛夜谈，我的心情时而沉重时而欣慰，时而又陷入沉思。我为他们的痛苦难过，为他们的勇气和康复欣慰，也为自己具有的一些症状而沉思。

在翻译本书之前，有朋友对我说"你就是抑郁症患者"，并列举了几十年来我的一些往事和症状。我不以为然。但在翻译的过程中，我不自觉地对照自己，并最终承认自己曾有时断时续的抑郁表现。书中写到了各种症状，自我审视后，我觉得自己的症状就是：遇到不如意的事或挫折后容易作茧自缚，认为自己一事无成，是个失败者，看不到希望；言语少了，也不喜欢和人们交往了，心开始在孤独中徘徊。这种情况短则一两个月，长则半年至一年。每当这种时候，我就喜欢进行自我"灵魂拷问"：我是谁、从哪里来、要去哪里。心情好点时，我就在纸上画 A、B、C 和 1、2、3，以及各种图形和线条，评估过去，规划未来。就这样一次又一次有了"归零"的心情，鼓励自己按设置的计划重新开始。最艰难时会辗转难眠，我就用这句话安慰自己——明天的太阳会照常升起。我个人同意本书中有几封信提到的观点：从某种角度看，抑郁症是上天的一种精神馈赠，是一台智慧的发动机，一处供人休整后再次出发的驿站。

我是在 2019 年 12 月开始翻译这本书的，2020 年 3

月底译完交稿。这期间恰逢新冠肺炎疫情在我国发现、爆发并基本得到控制。尽管目前国外还处于爆发期，但我坚信人类很快就能战胜它，因为几千年来人类社会就是在战胜疾病、战胜困难中进步的。我们同样能战胜抑郁症。

"抑郁研究所"发布的《2019 中国抑郁症领域蓝皮书》中写道，"目前为止中国泛抑郁人数逾 9 500 万""中国大学生群体的抑郁发病率高达 23.8%"。世界卫生组织 2017 年的数据表明，我国"与高发病率形成强烈反差的是就诊率不足 10%"。这要引起我们和全社会的高度重视。国家已出台一系列旨在改善现状的政策，其中最关键的一点就是为抑郁症去污名。让我们一起行动起来，坚信抑郁症是一种普遍、正常的疾病，要解放思想，敞开心扉，并积极寻求帮助和治疗。

相信这本书能为你在黑暗中点燃一盏小灯，燃起希望之光。

你会康复的！

杜华强

序一
我为什么要编辑这本书信集

　　我一直喜欢书信的感觉，包括写信、收信。打小我就与世界各地的笔友通信，享受拆信的动作，还有信纸的味道，想象着不同地方的寄信人，他们用的什么笔，在想些什么。

　　那些最真挚的来信会打动人的心灵，如同向我伸出援手，拥抱我的那份孤独，让我甚至哭出声来。"我也是！我以为只有我是这样，原来你们也感同身受。"我期盼这本书信集能起到同样的作用：抚慰你孤独的内心，你我都不是唯一饱受抑郁之苦的那个人。

　　无论何种形式的来信都值得珍视，值得重读和保存。没有比这更私密的了，有人坐下来想你，只想着你、写给你。现在你读到了他们的关心。

几年前，我在精神病院，坐在病房的床上，床拴在地上，窗户只开了 5 厘米。在某种意义上，我就像架在火上的垃圾。不时有人经过，他们透过门上的玻璃看我还活着，就又离去。

下午 3：00，太阳开始把树影投到墙上，呈现出荒诞奇妙的图案。我对眼前的美景无动于衷，一直寻思，"我怎么会到这儿？出什么事了？这就是我的抑郁症？为什么要拿走我的皮带？还要我发誓房间里没有塑料袋？"我一遍又一遍地想，"怎么会这样？"去年我还在一家大型慈善机构做培训师，教授自杀预防，现在却要接受每隔 15 分钟的自杀监视。

住院时我没有想到，我会冒出编辑一本康复者来信集的想法。这个计划改变了我和他人的生活，是一个简单又满怀希望的计划。

抑郁最严重时我只想自杀，我会在早上 4：30 哭醒，再也睡不着。在下班回家的列车上，我望着窗外盘算着：星期四，好，星期四自杀，就星期四了；在列车前一躺，痛苦就没了；摆脱痛苦，才是最要紧的。

　　如果能在下午 4：00 前洗完澡，那天我的心情就算不错了，若再吃点东西，更是意外的收获。我带上清单去超市买东西，站在过道前纠结，"我以前是怎么买东西的？"买哪种金枪鱼？钱少就买便宜的？据说盐水中含汞，那就选矿泉水解冻的？要选多件包装的特价品吗？金枪鱼用橄榄油保鲜更好吗，不会吧？想法一个接着一个，疑惑越多，折磨越多。不止一次，我空手而归。仿佛人们在过道里向我跑来，音乐喧闹，广播刺耳，婴儿尖叫，真是地狱中的地狱。

　　我不能集中注意力，没法看电视，就在公寓附近徘徊，反感每个阳光灿烂的日子。邮局里的人向我报以微笑，但我还是厌恶自己。这都是我的错。当我说自己患上抑郁症时，大家都很震惊。我一直是那个倾听他们诉苦的人，现在却不能照料自己。

　　抑郁是一种失落。这段时期我失去了很多东西，朋友之间的关系彻底变了，不能工作，不能集中精力，不能健身，也不想吃东西，睡不着，了无生趣。而且，对我来说最可怕的是，我无法阅读了。

　　我喜欢读小说，曾加入过一些读书小组，每月读几本书，在旧书书店打发时光，看线上书评，在一本专用日记本上记录和评价自己喜欢的书籍，午餐时也阅读。现在，我一句也读不下去，万念俱灰。人们坐在咖啡桌旁看着我，向我推荐关于抑郁症和认知行为疗法的大部头书籍。我一头雾水地回望着他们。我以前是如何阅读的？随便拿起一本书就开始读。而这会儿我什么也读不了，什么也读不了，读不了。

　　抑郁症有不少残酷的症状，其中之一就是在你正需要的时候剥夺你的应变能力，说服你再也没有这种能力了，而且都怪你自己。在你最沮丧、最需要勇气和才智的时候，抑郁症拿走了它们。

　　我从没想过自己会好起来，永远好不了，永远。"其他人也许会……"我说，"但不会是我。"假如我一辈子坚信过什么的话，那就是我的病好不了。要是有人愿意打赌的话，我会为此下大赌注，然后抱着巨款一直抑郁下去。但我输了——情况确实有了起色。我尽量不去相信抑郁症刚开始显现出的太多相似假象，虽然并非次次奏效，但我只能这么做，试着不去相信。

抑郁症是一种威胁生命，有时甚至会夺命的疾病，患者需要巨大的勇气来面对，精神上极端痛苦，好像只有自杀才能解脱。它是一只阴险的布谷鸟，占领你的生活，用谎言、仇恨和责难来唾骂你。它太可恶了，还在你的伤口上撒盐，说服你这暂时的不幸是一条不归路，是你自己精神健康最大的耻辱。

我第一次抑郁时，只有一位精神卫生工作者告诉我会康复的，他是危机干预小组的一名学生，他们每天都来看我是否还活着。当他们离开时，他在门口转身对我说："詹姆斯，抑郁症是可以康复的。"抑郁症可以康复？真的吗？但令人苦恼的是，抑郁症用它最响亮的声音告诉我相反的东西。我认为不可能，我永远好不了，没指望了。活着失去了意义，巨大的痛苦碾压了一切，放弃吧。然而，就在那天，我看见了一线希望，意识到想要好起来就应该多了解抑郁症康复的可能性。

我住进了伦敦五月树疗养中心（一个为有自杀倾向的人提供住宿的服务机构），看到了更多的希望。我可以畅所欲言地表达自己想死，他们倾听，他们理解，他们明白这种痛苦，明白我正饱受折磨。他们不惊慌，只想挽救我。他们和我坐在一起。"完蛋了，"我说，"我本质上已经毁灭了，一无所有，还怎么活得下去？"

"我不这么认为……"工作人员说，"我看到的是一个被打倒但未被打败的男人。"

这时，我内心隐约有些什么在发生改变，有小灯亮了，光线微弱、忽隐忽现，但确实亮了。也许我真的还剩下点什么？

在康复过程中，我萌生了编辑一本康复者来信集的念头。如果那些正在康复的人写信给那些正受抑郁之苦的人，会发生什么呢？如果这些人读到抑郁症是可以康复的，结果会怎样呢？如果这些信点燃了希望之光呢？如果这些信帮助患者明白了他们并不孤单呢？

从精神病院出院后，我开了一个博客，写下了第一封康复者来信，这封信就在这本书中——"詹姆斯来信"。我还注册了一个推特账户请求其他康复者写信。计划就这样着手推进。这个很简单的想法对人们应该有帮助，写信人和读信人同样会有所收获。

康复不同于"痊愈"，康复就是试着与抑郁症共处，就是试着赋予我们的所作所为以意义，就是试着看好明天，就是试着去工作，就是照顾孩子睡觉，就是修理汽车，就是垃圾袋爆了厨房里撒了一地垃圾时克制住不要尖叫，就是试着尽自己所能做到最好。症状会减轻，痛苦会缓解，我们会找回活着的意义，幸福也会重现。也许，只是也许，还有完全狂喜的时刻。康复，可能就是我们开始明白我们自问"意义何在"中的"意义"。

为了感觉好点，我试过很多方法：骑车，学正念冥想，做志愿者，参加抑郁症自助小组，寻求一些靠谱的廉价咨询，尝试认知行为疗法，看电视节目，温馨的、恐怖的都看。但多数时候什么也不做，就待着休息，想着必须解决我内心的问题。

我没有好转。不会好转了，"好转"并不存在，意识到这点后我变得轻松了。我余生会与抑郁症相处下去并相互争吵、争斗，带着怨恨，也带着感激，因为抑郁症会打压我，但它赠予的与夺走的一样多。它使我改头换面，我听从内心的指引敢想敢干，做我以前不会做的事情。

我不盼望好起来吗？当然盼望了，每天、每时、每刻都盼望，但盼望并不能解决问题，只有接受才能带我前行。

我们分享抑郁者的故事，帮助别人也帮助自己，把自己的经历写得越多、说得越多、分享得越多，抑郁症状就减轻得越多。抑郁症认为我们被生活淘汰了，没有发言权，但我们就是要讲自己的故事，这很重要。我们尽自己所能，讲出来、写出来。

这本书中的来信者向你提供了证据：抑郁症是可以康复的。他们遍布世界各地，经历过各种抑郁：双相情感障碍、产后抑郁症、重性抑郁（临床抑郁症）……这些来信没有掩饰抑郁带来的痛苦，只是直接且坦诚地告诉你痛苦并非总是你认为的那样。这种体验值得一写再写……痛苦并非总像你认为的那样。

来信者知道在抑郁中希望缺席了，所以要帮你树立信心。会的，一定会的。这些来信的感染力有大有小，是的，在选择时我们尽量确保来信的多样性。你也不必按传统习惯阅读这本书——随便翻阅吧，读那些吸引你的来信。我坚信有些信能帮助你，就像它们曾经帮助过我一样。有些信可能会引起你的不适，因为它们坦然呈现了抑郁带来的痛苦。有些信给出了建议，因为这些方法曾经对写信的人有效——选择你愿意的尝试，看一看哪种有效；康复过程就是从工具箱中不断地选择和试用工具的过程。

照顾好自己，记住这些信是正在康复的人写给你的。正如其中一位来信者所写，我们和你在一起。

在来信部分我们插入了一些我写的关于抑郁症的引述。要是你不能集中注意力读这些信，希望这些只言片语对你有所启发，直到你能阅读这些信。

如果这些信帮助了你、启发了你，或许你也想写一封，我们期盼你的回音。

这本书是给你的，让它陪伴你，或放在汽车储物箱里，或去度假时装进包中，搁在床边，早上4：00醒来时读一读。

在读到重要的内容时我喜欢把书角折起，你也可以这样做。这不是闲书，用你心爱的笔，在对你有意义的句子下画线，圈上这些段落，标注你喜欢的书页，让这本书发挥它的意义，让它真正对你有用。

这本书属于你。

詹姆斯·威西

序二
写信是一种微妙的疗法

孩提时，我就发现写作是一种魔术。从起初的涂鸦到短小的词、词组，词组组成的句子和段落，飘忽的思绪变成诗、故事、日记，还有信：亲爱的我……难过时我就写信给自己。

写作伴我成长（有时也与我作对），伴我穿过悲伤、失落、沮丧和困惑，是我最单纯也最复杂的忠诚伴侣。后来我做咨询师，遇到不便口头讲的，它又成了我帮助别人的工具；讲得不当、出口难收时，它也能帮我拨云见日。我注意到，有些人写信或从不寄出，或写毕即焚，或封存待后。致受害者的，致肇事者的，致失去的亲人的，致思念的人的，写信者都因此不知不觉地开始从封闭的情感和深切的痛苦中解脱。无论有无接收者，是否寄出或寄到，是完全写给自己或不完全是，书信都会开启放松之旅，似春天来到我们苦难的原野。

21 世纪的今天，我们前所未有地淹没在机打文字中。每天，不，是每时每刻，我们都被那些从不关机的东西轰炸着，新闻提要、博客、视频博客、社交网络、网上论坛、电子邮件、附件、图片、催眠的幻灯片、电子书，各种文字杂陈而至，攻击着我们。但我们仍相信写作是魔术，其魔法永远诱惑着我们，也安抚、鼓舞、宽慰着我们，其治疗作用也长久以来广受关注。

写作在精神卫生领域有着久远的历史，即使在反对甚至完全禁止的时代也存在。盖尔·霍恩斯坦（Gail Hornstein）记述了维多利亚时代的病人艾格妮丝·里克特（Agnes Richter）在精神病院的辛酸经历，她用病号服做了一件外套，每一寸都设法缝上自传性文字。这只是例证之一，说明人们一直在用书面形式表达痛苦和悲伤，也常常借此克服艰难困苦。这些文字和作品往往会藏起来，就像塞巴斯蒂安·巴里（Sebastian Barry）的小说《秘密手稿》（*The Secret Scripture*）中的罗珊娜那样，她把一生的故事写在废纸上，藏在精神病院病房的地板下。

研究人员已关注到人们表达精神痛苦的欲望，并证明了写作疗法的价值。针对写作对健康的益处，詹姆斯·潘尼贝克（James Pennebaker）和他的同事进行了若干广为人知的研究，公布了有说服力的成果。

已有人呼吁医疗领域更多地利用和鼓励创意写作，并强调了不为讨好任何人而写作的重要性。写作在叙事中起着还原真相的重要作用；我们对自己的"了解"，我们的经历，我们的压抑和痛苦，更多地受制于强势者的主导意见，尤其是那些一直关心我们的人。个体的故事源于各自的社会背景，一般是有局限的，不易被接受，所以我们要通过集体斗争以争取个体权利，去"重构"我们的故事，讲出来引起社会的重视，这就是精神康复运动的核心原则。写作赋予我们一种新的身份，我们不再是不祥者、受害者、幸存者、病人。写作时，我们是作家，也许还能纠正我们根深蒂固的不良表述习惯。

书信写作是一种不同于创意写作和自传体写作的写作实践，它有着悠久的历史。有观点认为，书信是最古老的文学形式。有记载提及最早的书信是居鲁士大帝（Cyrus the Great）的女儿、女王阿托莎（Atossa）所写，阿托莎生卒于公元前 550～前 475 年。有证据表明古代的信刻在金属上、蜡封木片上、兽皮上或写在纸莎草上。但直到 20 世纪才提出书信写作是一种治疗活动，当时流行写信主要是因为写作的治疗价值及其在叙事疗法中的应用引起了人们的广泛兴趣。

叙事疗法可以被看成一种"反疗法"。叙事疗法力图为"委托人"争取权利，帮助他们重构生活。书信写作已成为叙事疗法的重要组成部分，这在心理学的系统观点中也有理论依据，因为书信常常在时间维度上再现经历，帮助作者重新评估，从而形成一种对经验所含真义的理解机制。这一意义上的书信写作，据说也有助于短期记忆，使作者能"更有效地梳理记忆信息并准确叙述事件和经验"。信寄出后，不仅有益于作者，也有益于收信人。

关于精神健康、抑郁症及其康复方面的书信写作，互联网少开了一扇门，但却打开了一个新世界。各行各业、各年龄段的人都可以通过粗略的搜索找到网站和入口，遣词造句地行使权利、发表意见、展现自我。有人认为"在未来，电子邮件是治疗性书信写作的必然"。肯定是，为什么不呢？作为一项活动，书信写作已显示其适应性和灵活性，21世纪无疑是见证它的又一种形式。

为什么要继续写这些信和电子邮件？这是个有趣的问题，有各种解释，我在这里就不充分探讨了。部分原因在于：书信写作有治疗价值和情感宣泄作用，尤其在个体自觉生活失控时，通过写信告别过去，抵御不幸，找回完整的或部分自我，踏上新征程。这是我们的权益，是疏导冲动表达的途径，也是"通过重构故事提高主观能动性的一种手段"。杰弗里·K.阿伦森（Jeffrey K. Aronson）在对自传性叙事治疗的研究中指出，人们写作的理由还有：

人们也想"通过与他人交流，帮助自己了解自己的病情并接受它。所以在情、智两方面，患者自身的需求往往类似，包括急于消除疾病（如抑郁症或癌症）带来的耻辱感。"

阿伦森还提到，"读患者的叙事有助于医生更好地理解患者，也会教给医生一些教科书上学不到的东西。"

本书中的信讲的都是抑郁症及克服它甚至战胜它的方法。读者可以无序阅读，从中认识抑郁症，了解其形式和轨迹，了解其中各阶段的时长和特征以及患者的恐惧与需求。我们从信中能读到患者逐渐形成的对策，使用的工具、箴言，还有他们在病情反复时的深呼吸——一种纯粹的信念和勇气，坚持、再坚持。

这些信，讲述了"我"是谁及"我"的经历、思想和情感，无论真名还是假名，都是有"历史意义的"重要文献。每一封信都是某人内心世界的一扇窗户，透过难开的缝隙呈现出间或紧张、难忍的景象，这是抑郁症的牢笼。每封信揭示了个人与这种内心世界的关系：忍耐、排斥、憎恨、愤怒或接受。与他人分享这些经历或是勇敢行为，或是治疗行为，抑或是抗争行为，但出发点无疑都是慷慨大方的行为。所以，能读到这些信是我们的荣幸。

读这些信是了解别人和认识自己的一种独特途径。正如 G. 托马斯·库瑟在后记中写的，他通过信件读懂了他的父亲，读者会对这些来信者有所了解，并被触动、鼓舞、安慰、激怒和激励。克莱尔·布兰特（Clare Brant)在她的有关手写信的未来一文中声称，"传统书信写作在 21 世纪会继续存在下去：其魅力一点都没有消失。"我引用此文中的一段话作为结尾：

> 书信之所以富有生命力，不是因为它们容易被个体阅读，也不仅是因为它们传承了这么久，而是因为展望未来，会写信证明我们是人类而非半人半机器的怪物。

奥莉维亚·萨根

目　录

1. 克莱尔来信　需要时要寻求帮助 　　　　　　　　　/002

2. 安德鲁来信　你并不孤单，你从来就不孤单 　　　/005

3. 马特来信　我学会了重拾自信 　　　　　　　　　/008

4. 罗娜来信　抑郁不等于脆弱 　　　　　　　　　　/010

5. 米利亚姆来信　要经常与鼓励你的人在一起 　　　/012

6. 娜塔丽来信　善待自己 　　　　　　　　　　　　/015

7. 保罗来信　未来比你想象的更加光明 　　　　　　/018

8. 芭芭拉来信　办法总比困难多 　　　　　　　　　/021

9. 克里斯蒂娜来信　儿子需要我，需要当妈妈的我 　/023

10. 塔利亚来信　一切都会过去 　　　　　　　　　　/026

11. 迈克尔来信　活下来就是胜利　　　　　　　/030

12. 吉玛来信　痛苦总会消失　　　　　　　　　/034

13. 韩妮来信　不要为了活着而活着　　　　　　/035

14. 哈莉特来信　你也会好起来的　　　　　　　/037

15. 彼得来信　希望再次降临　　　　　　　　　/038

16. 娜塔夏来信　痛苦存在着另一面　　　　　　/041

17. 艾伦来信　直面低到尘埃里的自卑　　　　　/044

18. 莎拉来信　拒绝下落，学会飞翔　　　　　　/047

19. 伊兹来信　我不怕再来一次　　　　　　　　/050

20. 娜塔莉来信　犹如一场梦一样　　　　　　　/052

21. 娜塔莎来信　有一天这一切都将不再　　　　　**/055**

22. 蒂姆来信　早上起床很值得　　　　　　　　**/057**

23. 拉姆来信　请不要被黑暗困住　　　　　　　**/059**

24. 丽萨来信　总是有好日子和坏日子　　　　　**/062**

25. 阿尔来信　考虑多种康复方案　　　　　　　**/066**

26. 瑟文来信　不可能变成了可能　　　　　　　**/070**

27. 肯尼迪来信　不要轻易放弃　　　　　　　　**/074**

28. 约翰来信　永远尽力而为　　　　　　　　　**/075**

29. 约瑟夫来信　自杀念头是可控的　　　　　　**/080**

30. 杰西来信　爱你的人依然爱你　　　　　　　**/083**

31. 苏珊娜来信　黑暗中亮起一点火光　　　　　/086

32. 特雷弗来信　最重要的是要与他人交流　　　/088

33. 詹姆斯来信　你的身体想休息一下　　　　　/091

34. 乔恩来信　写信给你让我很开心　　　　　　/093

35. 爱丽丝来信　向前走　　　　　　　　　　　/095

36. 佐伊来信　麻木和绝望渐行渐远　　　　　　/098

37. 史蒂夫来信　别怕瞥见歧视的目光　　　　　/102

38. 艾玛来信　强撑着于事无补　　　　　　　　/104

39. 维多利亚来信　你得学会在风雨中舞蹈　　　/106

40. 芭芭拉来信　多吃简单、健康的食物　　　　/109

41. 阿克尔来信 我走过你正在走的路 /113

42. 安妮来信 治愈的方法因人而异 /117

43. 艾丽萨来信 无法自助时就去寻求帮助 /120

44. 基思来信 要远离烟、酒和毒品 /123

45. 克莱尔来信 养宠物也是很好的治疗方式 /125

46. 埃尔西来信 抑郁时你的大脑在撒谎 /129

47. 普丽雅来信 你理想中的幸福会降临 /131

48. 凯蒂来信 帮助自己渡过难关 /133

49. 汉娜来信 发生的就是最好的 /138

50. 本来信 人生本来就是一场磨炼 /140

51. 黛博拉来信　我肯定抑郁可以医治　　　　/145

52. 吉姆来信　写这封信时我正告别抑郁　　　/149

53. 艾薇来信　新手妈妈也有郁闷的时候　　　/152

54. 琳达来信　每次我只努力前进一点点　　　/157

55. 阿伦来信　能活下来，我满怀感激　　　　/160

56. 内森来信　你不能丢了梦想　　　　　　　/165

57. 比尔来信　绝对不投降，永远　　　　　　/169

58. 休来信　恃强凌弱的办公氛围令人不快　　/171

59. 梅根来信　我追寻自己曾有的亮点　　　　/175

60. 雷切尔来信　抑郁症，值得你为之而战　　/178

61. 杰克来信　我们可以好好把握自己　　　　　／182

62. 奥德兰来信　过好当下即幸福　　　　　／186

63. 艾米瑞达来信　要把健康放在首位　　　　　／190

64. 丽莎来信　药物治疗是关键　　　　　／194

65. 克丽丝来信　只要你在前进并坚持　　　　　／197

66. 马智睿来信　这不是一个人的战场　　　　　／200

后记　信中有生命　　　　　／203

致谢　　　　　／209

你没有抑郁，
你还是你，
本质依然。

1. 克莱尔来信

你好!

这会儿你多半认为自己再也好不起来了。指望有什么能真正帮上忙,这个念头似乎可笑至极——不过是幻想罢了。朋友们不会明白为什么你确信快乐已经不再。你就像生活在另一个世界或另一个岛上。

然而,我正在快乐岛上给你写信,蓝天一碧如洗,大海波光粼粼。当然了,有时也阴冷难挨,但我心里记着阳光的和煦。艰难的日子里,我也能在想象中感受快乐。

可是——假如你和曾经的我一样——忧郁的岛上阳光稀少,并且常常浓雾缭绕,这浓雾就是被你夸大了的消极思想,它令你窒息只不过是想让你投降。

在那儿,你感觉好像不曾在别处待过一样,忘了曾经的快乐，忘了快乐的感觉。如果都忘了，你怎么能相信快乐会重来？"快乐"只是你头脑中一个没有感情色彩的词语。

你很难相信你感觉不到的东西。相信有什么可以帮你——相信你现在无法想象的、能使你好转的办法——这太难了。

所以你需要快乐岛的消息，来自快乐岛的信会在不知不觉中告诉你，你发现自己又回来了。读这些来信会让你记起有用的东西。

就算你不相信身体会重新暖和起来，也要试着对自己温柔一点。抑郁经常消磨我们的意志，你要着手做一些事情并从中领悟。

你可能也知道走出家门对你有好处，但你就是没有心情，迈出这一步并不易。然而，一旦你迈出这一步，慢慢就会明白什么是好心情。

健身有益。好好睡觉，少喝酒，动笔记点东西，和身边的人聊聊天。需要时要寻求帮助，相信长夜将明、来日可期（当然这很难），好光景并没有走远，它们就隐藏在浓雾的后面。

还有，如果你感觉好点，就写下来，记住进展顺利是什么滋味。试着描述你积极而有信心的感受，以及你喜欢的和期盼的事情。如果你认为抑郁的自己确实无法想象这些，就假定情况已经改变、已经好转、一如从前，并坚守信念。

我就是这样做的，明白下半辈子怎么过，才算阳光灿烂。愿我的话能帮到你。

再见。

克莱尔

⛵ 2. 安德鲁来信

你好!

如果你正与抑郁症和自杀念头做斗争，你一定深感孤独。

如果你和我一样，你一定很害怕，一切看起来都很混乱，康复没有希望，大脑里可能一片空白，不知道自己是谁，也不知道该去哪里，而且还有点迁怒于疾病甚至迁怒于自己。

每一天都太难熬了，想到明天醒来又和今天一样真是令人难以忍受。有时你觉得无处可逃，自杀才是唯一的选择。但你看，我们都还在，都还活着，都还在抗争，都还在努力康复。

听我说：你已经坚持到了今天，应该为此感到自豪。

自杀的念头伴随着罪恶感和羞耻感。你可能会看到周围和世界各地其他人的情况，你也许会想，"我有什么好难过的？有些人的情况比我的糟糕多了，他们都能面对且快乐地生活。"我就是这样想的，这就是罪恶感和羞耻感的来源。

你不要拿你想象的别人的情况和自己的进行对比。每个人看起来都很快乐，这让你很受打击，但你根本不知道别人真实的心情。拿他人的表象和自己比是最不可取的，人人都有一本难念的经。你还没有能力应付变故，这不是你的错；你想你所想，也不是你的错，所有这些都不是你的错。你病了，仅此而已，如果有了支持你会重新站起来，我保证。

坚持活下去。

抑郁使我感觉身心虚弱，像个失败者，但事实上这错得离谱。要有这种认识：与自我抗争，克制抑郁引起的冲动，直面疾病且挺过每一天。这种坚强的信念，每个人都可以有。你活下来了，应该感到骄傲。只要熬到明天，每一天都会证明你拥有超乎想象的力量和勇气。

你能好起来，你会好起来。

坚持活下去。

你要明白一件事：你并不孤单，你从来就不孤单。你认为的孤单，是疾病对你撒的谎。其实，数以百万计的人都患有相同的病，只是分类和程度不同而已。这种病很难言说，但只要说出来，我们就迈出了与病魔抗争的第一步。

请你对他人讲出自己的心里话。

你肯定会好起来。

你肯定会快乐起来。

相信你能战胜它。

相信你会战胜它。

我相信你。

安德鲁

🚩 3. 马特来信

你好!

　　我太了解你的感受了。糟糕透了,对吧?

　　不久前我也怕得要死,心想我已经走投无路了。结果我竟然好了起来,你也会好起来的。可写的很多,但我不想假装自己什么都知道,给你留下一个虚伪的印象,就长话短说吧。

　　从压抑、焦虑、痛苦到恢复,一路走来我只有一点点收获。之前我结识了一位抑郁症患者,现在我们已经是好朋友了,他曾对我讲,"要相信今天总比昨天好"。但我做不到,自惭形秽化成了满面泪水。一再反省后,我干脆把这句话作为保佑我的护身符,开始走出家门,与他人聊天、乘车、工作、跑步、画画、遛狗,也包括平静地待在自己的房间里。我学会了重拾自信,你也行。

　　其中的酸甜苦辣再怎么形容也不为过，我就不说了，别人也许会总结得更好。希望你读了这些能明白，很多人都理解你眼下的困境，也知道你会通过某种现在还不清楚的途径走出来，变得更加坚强。

　　此致

敬礼！

马特

4. 罗娜来信

你好！

抑郁不等于脆弱，关于这一点我不指望你马上就认同。因为我也是历经了好多年之后才意识到这一点。

再强大的人也有局限，但有局限并不意味着就是脆弱，因为我们是人而不是机器。

终于，有一天，我发现自己并不像想象中的那么羸弱，一线曙光升起了。我还有用，我不是弱者，不是可怜虫，更不是废物。

你的曙光还没有出现，但我相信它会到来。

我不了解你现在的具体症状，但我清楚症状带来的感受，既有恐惧也有不知所措。

我感同身受，但现在想来这种感受还是有点夸张。

抑郁曾将我置身孤岛。孤岛上的我感觉更加孤寂。

我不断寻求帮助，但真正有效的帮助却在数年之后才姗姗到来。有了这样的帮助，今天的我大不相同。个中滋味，难以言述。

希望你也能找到可以真正带你回归的路。

我们不会相遇。我不知道你的名字，也不会收到你的来信，但我知道，我们是同路人。

保重。

罗娜

⛵ 5. 米利亚姆来信

你好！

我和你在一起，这就是我写这封信要告诉你的。

抑郁症消耗我们的身心。我知道，因为我经历了两次。最坏的念头是，我永远不会康复了。朋友和家人一直鼓励我，但我不相信他们，你可能也是如此。我历尽了千辛万苦，终于从绝望的深渊中胜出。一步一个脚印，这句话说起来轻松做起来很难，只有你我这些正经历着或经历过的人才能真正领会其中的含义。

我打开康复之门的钥匙不多。第一把钥匙就是自我规划，每天早晨要有可去的地方。我去我工作过的学校做义工。这有助于我的康复，但在这里做义工是我这辈子做过的最艰难的决定，因为这里的人认识我，我很害怕他们发现我有什么不正常。

健身是我的另一把钥匙，是日程表中不可或缺的内容。我常常用尽最后一份心力，拖着自己去健身。养成习惯后，我为此而欣慰、自豪。

我不否认，药物和心理治疗，尤其是认知行为疗法，也是我康复过程中的先行措施。

你也许做不了这么多，没关系，康复需要时间。我曾一度对自己的进步失去耐心，心理医生告诉我，抑郁症的康复过程好比小草的生长，也就是说，要日积月累。你没见过小草就在我们的眼前长高吧，但它确实在长高。

你或许还处于不想起床的阶段，那就不起好了。康复是督促自己与对自己有耐心、自我激励和自我怜悯之间的平衡。你要经常与鼓励你的人在一起。我很幸运，父母是我的啦啦队队员。但凡我完成了某项挑战（如独自出一趟远门），我的父亲就在我的腰带上做一个标记。直到今天我们还在拿这件事打趣。

如果有人现在对你说，有一天你甚至会感谢这段注定改变命运的刻骨经历，你不要认为这是疯话，因为它将把你变得更深刻、更富有同情心、更能感受世界的微妙与美好。

我经历过你正面临的一些挑战，你会胜出的。灰心时请记住，我在为你加油。

祝你好运！

米利亚姆

6. 娜塔丽来信

你好!

彻底的绝望和自怨自艾,这种抑郁情绪我太清楚了。夜里躺在床上睡不着,感觉头快炸了,曾经有过的各种担心,听到过的关于自己的各种坏消息,以及应该做的各种事情,没完没了地在脑海里绕来绕去。

活得如此压抑,感觉快要窒息了却又欲哭无泪,我知道这种感觉。内心抓狂地哀求老天能给自己一个机会,放自己一条生路,或者赐给自己一颗灵丹。但话说回来,我还知道一些喜悦:冲破缠绕自己的铁丝网,从充满愤怒、心酸和责难的黑洞中爬出;还有,很久以后阳光的温暖终于渗入我的皮肤。

不管你在洞中待了多久,不管洞有多深,也不管爬出来的希望多么渺茫,你还是能爬出来,我就是活生生的证人。我没有吃过治抑郁和焦虑的灵丹妙药，虽然恰当的药物对我的康复起到了一定的作用。

我朦朦胧胧地感觉到自己的情况不太糟，这促使我判定抑郁症并不能控制我，我可以活得快乐、成功和充实。康复是一个日积月累的过程，我一直坚持着，笃信长风破浪会有时。我已学会欣赏那些我以前从不在意的生活细节，告诉自己乐观总比悲观好，我还明白导致抑郁的化学平衡并不能把我怎么样，不理它，超越它。

我不再是那个把不幸归咎他人的小姑娘，不再畏惧、不再绝望。我只是碰巧患上了精神疾病而已，但我依然坚强、独立、自信、漂亮。我决定打好手里的牌，去帮助自己和他人。

一切皆有可能。我要学会爱自己、欣赏自己，接受改变、拥抱改变，特立独行也无所谓。

在我看来，康复的第一步就是你打算让自己得以康复。爱惜自己，停止自毁行为。让爱和正能量影响你，远离负能量。善待自己，要像对待自己所爱的人一样对待自己。艰难的时刻很难避免，但不要灰心。需要吃药的时候你就吃，这不是什么见不得人的事。康复就是为健康而战，胜利属于你。

相信你能行，你会向全世界证明你与众不同。

此致

敬礼！

娜塔丽

7. 保罗来信

你好！

　　我知道你现在心思游离，不能长时间集中注意力。如果你只能记住这封信中的一句话，那请记住这句吧——未来比你想象的更加光明。

　　我是怎么知道的？好吧，就当是我有幸把这封信写给了三年后的你。相信我，未来可期。从表面上看都一样，风平浪静，只是内心在改变，没什么好担心的。

　　你现在没有任何期盼，对吧？但早晚你会动心。

　　每天都很郁闷？这也是暂时的，包括皮肤过敏和其他不适。

　　汹涌而至的黑暗、暴怒和烦躁啃噬着你？这些都会渐行渐远。完全没有活力和热情？别怕，你将重拾魔力，失眠也会消失。

我能给你什么建议呢？还不少呢，我想想，但你得做好准备，给你一天时间先醒一醒。

你已经迈出了第一步，知道自己有问题，活得很压抑、很疲惫。医生说这是抑郁症，还给你开了一些药。

第一个建议，要坚持吃药，不要心急，不要设定治疗目标。我现在还在吃药，已经习惯了。三年不喝酒很难，但你必须这样，不喝也死不了。如果你真的想不再吃药，就得坚持正确的选择，并且慢慢来。

第二个建议，去做心理咨询。药物在一定程度上可以控制你的情绪，但它只能治标不能治本，要揪出导致抑郁的原因才能解决问题。要从一团乱麻中理出头绪可不轻松，但却是值得的。

你可以读一读蒂姆·康托福（Tim Cantopher）博士写的《抑郁症：强者的磨炼场》(*Depressive Illness: The Curse of the Strong*) 一书。他知道你长时间精力不集中的原因，而且三言两语就能把抑郁症解释清楚。

再提醒你两件事：试着睡一会儿，或者去户外呼吸新鲜空气；不要想太多，除非那是你很喜欢做的事情。

喜欢做的事情，多多益善。

下面，是我想说的重点内容。

康复之路漫长而坎坷，跌宕起伏犹如过山车。但要牢记你正在慢慢恢复。不要迷茫，一步一步来。把好事情都记在日记本上，快乐的、积极的、夸奖你的，哪怕是微不足道的也记下来。难熬的时候，这些日记会提醒你，你不是失败者，凡所存在皆有意义。拥抱每一刻，相信它们的真实存在。

总之，抑郁并不是肮脏的秘密，不要暗自承受。例如，你可以在博客上谈一谈。早一点打开自己，你就会早一点找到更多同路人或过来人。

我不说"别泄气"，更不会说"加油"，我只想说：保重自己，对自己保有最大的耐心。

期待你的康复！

保罗

8. 芭芭拉来信

你好！

在冷漠的迷雾中跋涉，想想都可怕，但总会云开雾散。

你现在的情形可能和我当时一样，就像在黑暗的井底，没有出路，充满恐惧。大家总建议我多运动，多释放内啡肽，这样感觉会更好一些。但我做不到，因为起床穿衣（即使是好天气）都要咬紧牙关挣扎一番，更不要说做别的。整天躺着，什么也不做，什么也不想。

人们问我感觉如何。太可笑了，一截木头有什么感觉。只想哭，一哭就停不下来。满眼除了无聊，还是无聊。我到底怎么了？

听起来是不是很熟悉？我没有骗你，成年之后的我，就这样苟且地活着。

现在请你抬起头，可以看到又深又黑的井口有一线阳光，这是希望。很多双手伸下来了，这是我的手，是理解这种绝望的每一个人的手。大家把手伸向你，向你传递来自人世间的温暖与关心。这样的关心传递了一个声音，"我们和你在一起，我们都好转了、上来了、天亮了；你也能爬上来，我们等你，不离不弃；我们心有灵犀。"

我不知道你爬出井底的梯子会是哪一种，可以是朋友的温暖、心理辅导，也可以是时间、药物。我用过很多办法，犯病时就分别试试——我坚信每次自己都有办法——比如这次就用了新的药物，而且真的有效。刚开始时副作用很可怕，但现在我已恢复稳定，几年没发作了，很神奇吧！这个办法不一定适合你，但总有一个适合。现在你只需要相信，属于你的梯子就在那里，还有许多期待着想拉你一把的手。办法总比困难多，这不只是鼓励和安慰的话。总有一天，你会爬上你的梯子，开始向光明攀登。

我欣赏你要挺过来的勇气。拥抱你，祝福你。

芭芭拉

9. 克里斯蒂娜来信

你好！

　　虽然我们从没见过面，但从某种角度上讲，你就是镜子中的我。我明白身处抑郁症黑暗的深渊是什么感受，明白料想情况不会改善后事事垂头丧气的绝望心情。你甚至还会想，不如一死了之让家人过得好一些。这我也理解。

　　今天我有机会在这里分享我的故事要感谢上苍，也要感谢支撑我走出来的令人难以置信的动力。今天能写这封信是因为我已不再沉默，我说出了自己的感受，甚至说出了曾有的自残的念头。今天我来了，我想带给你希望和恒心。我保证，你一定要相信，情况会好转。不要再沉默，不要再孤单地抗争。

　　我曾来自一个非常黑暗的地方。在那里，我每天都在挣扎中度过，诸如换衣服、沐浴这么简单的事情都要下决心才能完成。我害怕照顾我的小宝贝，初为人母的我本该满怀快乐和幸福，但不是。我不知所措，为每件小事焦虑不已，深感沮丧。

我的母亲患有抑郁症和躁郁症，我想她能理解我，就经常打电话向她述苦。我说："我坚持不下去了，累了，我想放弃。宝贝需要的是一个正常的妈妈而不是我。"母亲开导我说，必须坚持、必须抗争——为了我的儿子——但更重要的是为了我自己，别无选择。儿子需要我，需要当妈妈的我。如果我走了，儿子怎么办？我是他唯一的妈妈，在他未来的人生旅程中，没有人可以替代我作为妈妈的位置。这就是支撑我前进的动力。

我一点一点地爬出抑郁的深渊，但每一步在治疗过程中都很重要、很关键，即使简单如洗澡、散步、做饭甚至倒垃圾。积少成多就会发生变化，突然有一天你发现自己在车上唱起了一首你喜欢的歌，你就想好感觉来了。这可是别样的光景——好光景——你也踏上了康复之路。

好光景等着你，我相信。你只管坚持，一步一步地走。你会康复的，给自己时间。每一天都是新的一天，每一天都是崭新的开端。

希望今天就是你新的起点。请深呼吸，加油！努力吧，你身边的人需要你。

克里斯蒂娜

⚓ 10. 塔利亚来信

你好！

　　以前的我和你现在一样。我了解那种绝望，它会把你变成行尸走肉，它会使天地黯淡无光。我忘不了那种压倒一切的悲伤。除了极少数时刻外，每走一步都很痛苦，每口饭都像没有煮熟，每句话都懒得开口，每一个短暂的时刻都觉得那么难熬。没关系，你现在这个样子不是你的错，你只是暂时还不能摆脱而已。

　　我知道那种孤独、窘迫的心情，和那些与你处境不相关的人在一起太难受了。能帮助你的人有很多，但不是那些"另一个世界"的人。就让爱你的人把救生绳抛给你，虽然你需要一点时间才能抓住它，但明白救生绳就在那里对你是一种安慰。

请你记住一句话："一切都会过去。"

这句话会使你明白，千辛万苦有尽头，快乐幸福要珍惜。我知道抑郁症会永远伴随我，它来来去去就像我头脑里一位不守规矩的房客。我的办法是采取措施和它保持距离。坚守快乐，远离纷扰。

去跑步吧，或者徒步、转呼啦圈。我知道要慢慢来，也许几天甚至几个月后你才有力量动起来。但有行动就会有收获。

对自己好点。身体是你生命唯一的载体，头脑是你打开世界的钥匙。尽管它们有时也很脆弱，但永远不失其价值。

有时我不禁浪漫地幻想，抑郁症已赋予我饱受折磨的灵魂以非凡的意义或对世界独特的洞见。这种在痛苦中放纵的幻想一直都有，但比起思考悲情和磨难的意义，简单和平静的生活更吸引我。幸福不是唾手可得的东西，但生活中处处都有小确幸，细细品味吧。

你并不孤单，痛苦不会把你与世界隔离。抑郁只是生活的一部分，别忘了守候即将到来的云淡风轻，云开雾散之后还有别的事等着我们去做。

善待自己。你或许无法左右自己的感觉，但你有能力去面对、去坚持。

你不要忘了自己儿时的梦想：要快乐、健康，要去探索世界。

当你感觉好些了，这一切都会实现。

我们抱有共同的心愿，祝你好运。

塔利亚

疾病带走希望，
欢乐变身残忍，
顽强地度过每一天，
你终将成为那个最强者。

11. 迈克尔来信

你好！

　　就在不远的过去，我还是那些人中的一员：他们不相信有抑郁症这种东西，不相信抑郁症患者都很忧伤，以为这只是无能者的懦弱表现和逃避的借口。

　　但我错了。经历后我才知道这是真的，千真万确。

　　在那几个月里，我彻底蒙了，好像一切都停止了，每一天都度日如年。

　　恐惧和焦虑挥之不去，无法写东西，无法思考，无法与周围的人交往，哪里都不想去。

　　现在想想，用"较量"一词形容与疾病的关系可能不妥，因为我不确定这是否属于可以战胜或战败的事情。

　　但从另一个角度看，"较量"一词又很准确。

或许活下来就是胜利。

或许能与他人甚至是自己分享这段经历就是胜利。

因为我活下来了。

我不知道自己怎么就走进了内心黑暗的深渊，也不知道是如何走出来的，那里充满了自暴自弃，一切都死气沉沉。但在此过程中的某个时刻，我意识到抑郁就是我生活的一部分。

其他人有更深刻的认识，如作家安德鲁·所罗门（Andrew Solomon）博士。他找到一条超越抑郁并从中发现美好的途径：

> 那段时间，我也讨厌抑郁，也不想再抑郁了，但我想出了一个办法爱上抑郁。我要爱它，因为它迫使我去发现快乐、抓住快乐；我要爱它，因为每天我都要下决心坚守活着的意义，有时出于勇气，有时出于斗气。而且，我把这当成一种莫大的荣耀。

哇，"爱上抑郁"。我不敢说我懂，更不敢说我做得到。我可不爱它，喜欢都谈不上，但我接纳了它。接纳抑郁后，我对自己有了更多、更深入的了解，意识到有光明就有黑暗，并且光明和黑暗奇特地交融在一起。我们每个人都很复杂，但抑郁使我更完整。

我并不希望再次患病，但很奇怪，经历后我觉得自己更有活力了。我更敏感和成熟了，清楚什么才是重要的事并专注于此，我还从中学会了敞开心胸、善待他人。要关心朋友和亲人，互相支持，全心去爱。乍一听这些话像陈词滥调或不切实际的幻想，但却是事实，无论抑郁与否，它们毕竟是生活的真谛。

我记不清有多少人，在过去几年里我向他们坦然陈述过自己的抑郁，结果发现他们也是患者，也都经历过或经历着。他们对我满怀同情和关切，因为他们懂。

但并非只有患者才同病相怜，朋友们也略知其苦，会耐心地给予你关爱。他们知道仅仅劝你"快乐一点""享受生活""振作起来"是不够的，他们会坚持不懈地支持你，和你在一起，即使在你快要放弃的时候。

知道其他人也有同样的经历和感受，这种安慰极其可贵，让我感觉不再孤独。

这不幸使我们对痛苦的含义有了更深切的认识。

朋友，我们痛苦，我们忧伤，我们迷茫，我们战斗。

痛苦的体验和他人的帮助，使我更加明白人之为人的道理，使我和世界的联结更多了，而不是更少了。

这种人与人相连的感受与孤独感完全相反，想想简直不可思议。

记住，在抑郁和孤独的深渊中涌现的这些联想，就是希望，就是鼓舞，就是你心中的美味佳肴！

迈克尔

12. 吉玛来信

你好！

我不打算问你的情况，18个月前我就是现在的你，我太清楚那种感受了，惊涛骇浪。但现在都过去了，只剩下记忆，连我自己都不敢相信。

你可能难以置信和想象有一天这些痛苦会消失。但我发誓，这是真的。你做好准备，我们等着，不急，就这样等着。不管需要多长时间，痛苦总会消失。我们耐心等你做好准备去直面它。

做个深呼吸，继续，再来一个，每次呼吸都证明你还活着。哪怕就这样过一天，这也是你在糟糕的日子里取得的成就。每一次的呼吸，都会有所收获。

我为你感到骄傲。

吉玛

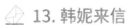 **13. 韩妮来信**

你好！

抑郁症很可怕，你知道吗？嗯，你当然知道。我也知道。

一切始于 6 年前，起初我还能严格遵守正常的饮食习惯，但很快就失控了，全面失调。

事实上，就算当时有人告诉我一切都会好起来，我也就点点头而已，其实却在心里尖叫着：不可能、不可能。我心想，事情显然已无转机，自己永远被囚禁在黑暗里找不到出路了。

朋友们外出时，我就选择留在家里；参加聚会时，我只想着还是独自待着好。即使在人群中，也觉得自己像被关在气泡里一样，与别人不同；就算是在医院接受特别监护，我也未能找回活着的感觉。

那会儿，想自毁倒是容易，直到我逐渐醒悟自己给家人带来了多么大的痛苦。我折磨自己就是折磨他们，对自己的苛求伤害了自己，也伤害了他们。我明白了，我得改变；我醒悟了，隐忍、克制只会使我更加脆弱。我要牵回生活的缰绳，扼住命运的喉咙！

我做到了。我找到了摆脱烦恼的新方法，找到了那些与饮食无关的或没有这样那样限制的方法，那些释放痛苦的方法。

我开始写作，并出版了一本小说，用它启发和激励他人。我读书，从事创意艺术，还在视频网站上开了一个频道。今天我还在坚持写日记。

我对自己的生活、身体和成就并非总是满意的，但没关系，丰富的人生不必完美。我们要做的就是学会接受并善待自己，欣赏自己一路走来获得的进步。不要为了活着而活着，这是康复的第一步。

出发吧，钻进自己的爱好里；出发吧，学会再次爱自己。加油！

你，同样能挺过来。

韩妮

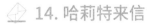 14. 哈莉特来信

你好!

我明白你的内心世界有多么凄凉，真的，我明白。

告诉你，我来自那个世界，也曾深陷绝境，黑暗，恐惧，茫然无助。我沉默寡言，笑声也成了一去不回的遥远记忆，泪水止不住地流，直到流尽最后一滴，连双眼也懒得再睁开。

我没想到情况会日渐向好，但这是真的，我恢复了，又有了笑声，感觉一时间所有快乐的节日都涌现了出来。我想，这是个奇迹。

你也会好起来的，我保证。

要有耐心，朋友，也要善待自己。

哈莉特

15. 彼得来信

你好！

　　我知道你在哪里，我也去过这个地方，也曾坐在你现在的位置上。举目四顾，有的只是黑暗笼罩下的死气沉沉的空虚。这就是我心中曾经的世界，一生中几进几出的场所——有时几周，有时几个月。它熟悉我，我熟悉它。

　　有且只有那个地方，才如此凄凉、荒芜，才如此绝对无疑地……一无所有。在那里（就是你现在的处境），我的一切都很"清楚"：生活毫无意义，我完全失败了，爱总是虚伪的或终究是不纯粹的，我们都是行尸走肉。对我漂亮可爱的孩子们的疼，对朋友和家人的爱，对明天的憧憬，还有美好的往事，以及那些确信有意义的东西，对我都不起作用。

　　然而，很奇怪。尽管万念俱灰，我坐着仍有感觉，轻轻跳动的心和活着的气息提醒我要坚强起来。但身体根本不响应，对精神上遭受的打击毫无防御。我就这样傻傻地待着，消极，孤僻，空虚，自弃，更像一具活死尸。

　　"今天你感觉如何，彼得？"坐在医生面前，我竟然无法回答这样的问题——你得具有人类的一些基本情感才能做出反应，可你对任何东西都是麻木的——你没感觉，你对一切都没感觉。于是你想，人们竟然还问你这样的问题，这说明他们根本不知道你在哪里。但这个地方对我们而言，既真实又残酷，可惜那些最想帮助我们的人却看不见。

　　就在看不到希望、望不见救赎的时候，我再也不想忍受了。如果绝望而死也是人类的一个选项，我选择去死好了。但终于有一天，在某个时刻，一刹那的触动，如旭日，如铃声，似生活的希望和生命的呼唤，我跟了上去。

　　我伸出双手，向上爬，冒出来，划破无底的死海，气喘吁吁地向前游，几乎被压碎和淹死的我获得了新生。希望再次降临，生命和爱在内心重现。我的心，就像母亲的怀抱，再一次拥抱了我的灵魂。

我这个傻瓜，为什么要怀疑自己的魅力？为什么不相信爱的奇迹？为什么看不见美丽的大自然？为什么不明白自己多么爱至亲好友，不明白自己对他们的意义？

现在我竟然同情那些人，他们没去过你现在和我时不时还会去的地方。因为没有错过，我们更能欣赏或明白生命真正的意义。再来一次又何妨？你也一样能从中发现活着的真谛。

彼得

16. 娜塔夏来信

你好！

我对你现在的处境深表难过。不公平，也不讲道理——精神疾病从来都这样。但我，一个慢性、顽固性抑郁症患者，在这里告诉你，痛苦有另外一面。我知道这令人难以置信，可我保证这是真的。

当抑郁症像一条沉重而布满尖刺的毯子裹在身上时，我知道，一切好像都没指望了；我知道，你好像被埋在好几米深的肮脏的淤泥中；我知道，有时你几周都不洗澡；我知道，你日复一日地不想换衣服；我知道，你连一个月给自己做一顿像样的饭菜都做不到。

我知道，你全身每个细胞好像都受伤了；我知道，什么都做不成是什么心情；我知道，药物对你好像只产生副作用且改善不了什么；我知道，你不爱惜自己；而且我还知道，你在想死才是解脱痛苦的唯一选择。

因为这个病，你的生活可能已支离破碎，并且一筹莫展，要伸手收拾生活的残片无异于水中捞月。我知道，这一切太痛苦了。

但是，请听我说：我知道，你要从那个鬼地方爬出来太难了，哪怕就爬很小一步；我知道，起床对你来说一点也不容易；你连着几天只吃冰淇淋，烤个西红柿、做份芝士三明治都要下定决心，这我也知道。来，做个深呼吸，释放你久已淤积的痛苦，康复就从这一刻开始。

这是一条漫长、崎岖的路——要穿越崇山峻岭，道路蜿蜒曲折。但这条路真的存在，你能找到它，你能走下去。路途艰辛，要一步一步地走，你做得到。

要和精神科医生保持配合，和治疗师保持沟通；要遵守治疗计划，继续发挥你的应对能力；要保持健康的生活方式。这些有助于你看清康复路线。我知道，有时无论你怎么做都不起作用。但一定会起作用的，只要假以时日。我知道，等待是一种折磨，但为了使生活恢复正常，这种折磨值得你去忍受。

最终，你在痛苦的另一面收获的东西将搏击病魔、战胜病魔。我跳过伞，和雄鹰一道飞越过委内瑞拉的群山，在网上开了一个关于精神健康的专题博客，还恋爱了——这些都发生在我抑郁期间。我没有什么特别的，我能挺过来，你也能。你要坚信，痛苦存在着另一面，而且你能做到。我没说这很容易，只是说这很有可能。

你能行的。

娜塔夏

📧 17. 艾伦来信

你好!

朋友,请允许我有幸这样称呼你。希望你最终明白,我就是你需要的朋友,我愿意为你敞开心扉。请读一读这封信,有个声音在安慰你,有个微笑在陪伴你,你并不孤单。

有人把我们的病称为"孤独症"。这种病是无形的,我们确实深感孤独,仿佛隐身于周围的人群中。就连那些关心我们的人也不了解我们痛苦、破碎的心,更不了解我们再也无法忍受那些可怕的时刻。思绪是一团无尽的乱麻,无法集中精力,浑身无力,连一床羽绒被都抱不动,更无力面对每一天,甚至更糟糕的是想干脆放弃。

　　我知道，如果你还在洞穴深处，看到的就只有黑暗，看不到关心你的人。我见过这无边的惨淡，我经历过这没有爱的荒凉与苦难。但当我开始和他人联系，开始吐露心声时，这些感受便逐渐消失。从周围的人那里听到的声音太令我吃惊了，竟然有那么多的人和我有相似的经历，或者竟然有那么多的人在关注这件事。当然，也有对此一无所知的人，但是极少数。我就是一个了解你、理解你、也关心你的人。这就是我推心置腹给你写信的原因。

　　现在对我来说，每一天仍是一个挑战。这种情况可能还将持续一段时间，但没关系，来吧，我不怕。接受了就意味着我们已经有力量应对——直面低到尘埃里的自卑和大山一样的痛苦。我也有连鞋带都系不好的时候——难以置信的糟糕日子。你已读的上述段落中的任何一行，在几个月前我连两个字都读不下去。但我现在能写信，你不要怀疑，不要以为不可能。

　　目前，你还处于无序和混乱中。你不要指望也不要幻想能彻底控制头脑中的混乱，然后代之以崭新而完美的篇章。我试过，不起作用，也不会起作用。有时，你可能意识到你的病正在摧毁你的生活、拖累你爱的人，没有你他们还好过一点。但是，有不少人活着的快乐是心系于你，只怪你有时难以领悟罢了。

现在，先放弃挣扎，去寻求帮助，有人会帮助你，不管你做什么、想什么、选择什么，你都会得到理解。记住，你不孤独，永远都不孤独。

你的朋友艾伦

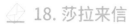 18. 莎拉来信

你好!

如果你正在读这封信,那你今天的心情多半很低落,甚至这一周或两周都是如此。这是常有的事吧?

我要告诉你的,你可能不信,但的确是真的:这种情况不会一直持续下去。

或许你正边读边想,快乐和希望已远走;你怀疑自己,怀疑自己的力量,忘了自己是谁;你甚至让那只讨厌的毒舌鹦鹉站在你的肩上,听信它嘀咕消极的甜言蜜语;你甚至还打算走极端。赶紧打住吧!

会有好日子的,也许明天就是。现在你听好了,请记住这几句最重要的话:

你很坚强

你很能干

你能挺过来

你将站起来

我知道，你这会儿还听不进去，因为恐惧压倒了一切；我知道，你脑海里汹涌着各种胡思乱想，得不到片刻宁静；我知道，你只想哭、只想躲避，甚至想了结一切。

但有人爱你、关心你，也想支持你。向他们求助吧，不要孤军奋战，自闭是最坏的选择。去寻求帮助，我相信人们会帮助你。

回头看看，你已前行了很远，你已挺过了比现在还艰难的时期，在另一种意义上你已胜出。是的，今天也许仍然是糟糕的一天，但糟糕的日子总有尽头。

很快，你将走到尽头，踏上扶梯。要坚持寻找扶梯，它就在某处，你会找到它，你会爬上来。请相信我，千万不要放弃，美好的明天就在前面，你要做的就是挺过今天，在体验中前行。

你挺过了昨天，就能挺过今天、明天和往后的每一天。

你的坚强超乎你的想象。

记住这句口头禅：拒绝下落，学会飞翔。

你是勇士。

你是幸存者。

你知道自己心中还燃着一团火，煽动火焰吧，让火苗熊熊燃烧起来。如果总是盯着脚，你怎么知道你要去哪里呢？抬起头、往前看，不要倒下、不要退缩。

明天会更美好。总有一天，你重读这封信时就会想，"嘿，她是对的！看看现在的我，棒极了！"

好了，勇士，抬起头给世界一个微笑吧，一切都会好起来的。

胜利属于你。

关心你的莎拉

⛵ 19. 伊兹来信

你好!

　　我忘不了那些感受:六神无主,失控,麻木,一切都成了泡影,好像只剩下呼吸,了无生机。

　　这就是我多年来时断时续的经历。抑郁症就像寄生虫一样逐渐成长,病情越来越严重。但是,一旦熬过了最严重的时期,病情就开始慢慢好转,就像当初逐渐变坏一样。我一步一步地走。第一天,从床上爬起来就是成就;第二天,穿上衣服就是成就;第三天,又不想动了;但第四天,我穿上衣服起床了……

　　大量服药,长期住院,精神错乱,我想再也没有谁有这样的遭遇了,所以人们不敢相信我会好起来……但我就是好起来了。

　　当然,有时候我还会有挣扎,但黑暗已然消散。

我不怕再来一次。

对我而言，谁是最好的治疗师？时间。时间让我病入膏肓，但也是时间陪我渡过难关。药物有帮助，认知行为疗法有帮助，朋友有帮助，音乐有帮助，但时间负责治愈病痛。

黑暗过后是黎明，永远如此。

关心你的伊兹

✉ 20. 娜塔莉来信

你好！

　　我坐在急诊室，哭得伤心欲绝，说什么"会好的、会好的"都是安慰人的幻觉，我坚决不去了。我活不下去了，再也受不了了。药物和心理咨询对我没有用，我完了……至少我是这么想的。许多健康专家还有几个知情的朋友一直告诉我情况最终会改变。他们怎么知道的？他们又没有经历过！到目前为止，他们没有经历过我的境遇，那种虐待和漠视，还有压力……没有希望了。我不相信他们。

　　但现在我信了，因为我好多了。我不再受自杀念头的反复折磨，我相信能过上好日子。当知道人生不会永远一帆风顺时，面对未来我准备得更加充分了。现在我凡事都主动积极，听关于抑郁症的课程，接受心理咨询，照顾自己，还有了一份新工作。以前我认为关心自己是自私的，但现在我认为这是必需的。在开始恢复前你不可能为任何人做任何事。

我等不及要让你看看走出抑郁后的生活。这种生活太好了，你期盼着每个醒来的清晨，走出家门，微笑，天空湛蓝，阳光明媚，皮肤温暖。太阳好像消失了很久又出现了。你看见人们用微笑回报你的微笑。你意识到，如果你已不在，就再也享受不到这些快乐了。你渴望见到朋友们，你又可以和他们一起开怀大笑了。你可能还会有烦心的日子，但美好的日子更多。你错过的快乐终于回来了。我等不及要欢迎你加入康复者群体。我们有很多人，都去过那个黑暗的地方，但现在我们回来了，找到了光明。

你也会的。

总有一天，这些痛苦的感觉会像遥远的往事，犹如一场梦一样。每一天你都要告诉自己，过去偷不走未来，你的未来现在就握在你自己的手里。

娜塔莉

抑郁症想让你跟它走，
别信它的鬼话，
别听它的鬼话，
大声痛斥它吧。

⛵ 21. 娜塔莎来信

你好、我好！

　　东拉西扯几句吧。我的生活很完美，老公优秀，儿子可爱，家人支持我。我是一名医生，我喜欢自己的工作。但有时也不舒服。最难受的不是那种撕心裂肺、悲天呼地的伤心，而是无法表达的糟糕情绪，是压抑的抽泣，是无声的尖叫——就是这种感觉。

　　大黑洞来了（一种吞噬游戏）。我愚蠢地想，"终于解脱了。"

　　但还是

　　迷茫，

　　无措，

　　抓狂。

　　这种状态每次历时几小时、几天或几周，但总感觉无休无止、无尽头。

暗无天日。

不知道该和优秀的老公聊些什么，也不想谈论自己理想的工作。不再接家人、朋友的电话，他们可是我可爱的朋友和支持我的家人。我什么也不想做，一切都黯淡了，音乐是噪声，完美的生活就是一个完美的泡影，离我远去。我看不到尽头，也看不见光明，甚至不知道会不会有尽头和光明。但尽头到了，光明来了，总是这样。刚开始就一个小点，如萤火虫，在水面闪着微弱的光亮。魔咒解除了，河堤崩溃，生命重生。我感觉得到，自己又进入了泡影。但我珍惜泡影里的时光，在那里太幸福了。我知道，有一天这一切都将不再。我要提醒自己，没有永恒的东西，多保重、多珍惜吧。

这就是这封信写给你、也写给我自己的原因。

祝福你。

娜塔莎

⚓ 22. 蒂姆来信

你好！

　　这并非必然，也不会是永远。你能恢复并逐步好起来。我清楚是因为我正经历这样的康复。

　　我清楚那些感受，以为一切都无望，一切都毫无意义，自己一无是处；身边的人安慰说"没事的"，其实他们根本不了解我，如果他们真的了解就会闭嘴。我清楚那种精疲力竭带来的厌倦，找不到任何乐趣，死气沉沉地活着。有多少次我祈盼有力量和勇气结束这一切，就有多少次因念及家人将活在我自杀的耻辱中而作罢。有时候我甚至认为自己的死轻于鸿毛，家人不会因此太痛苦或者根本无所谓。每念及此，我也就不在乎他们是否会感到痛苦，我甚至不相信他们会痛苦。

　　那些感受和想法不代表真正的你，不过是症状而已，你并不脆弱。这不是你的错，这是一种不分年龄、性别，不分背景、地位和其他任何东西的疾病。但总有办法治疗。你要讲给医生听，假如他缺乏同情心，你就找其他人：朋友、亲戚、好心人、任何人。这会有帮助，你会好起来的。

生活自有其色彩，情况会逐渐改观。三年前我寻求帮助，现在正走在康复的路上。早上起床很值得。我正在重生，不只是活下来了，也不只是活着。生活的道路仍然坎坷，但值得我重新去奋斗。你也是这样，值得去尝试。

你是独一无二的，你值得我们去等待。这个世界是由几十亿像你我这样美丽的人类组成的，我们都可能出错。所有这一切值得我们坚持下去，请坚持。

衷心祝福你。

蒂姆

23. 拉姆来信

你好！

今天一大早我就开始写这封信了，心想我的话或许能帮到某个人，那就没白费劲。

我常常祈盼能换一个大脑，换一个没有杂念、永远阳光明媚的大脑，不要这个长期受折磨伤痕累累的大脑。但这是我的大脑，其实它也有美好的一面，这些美好就在我创作的画里，在我写的诗里，它们是从我发霉的残垣断壁中开出的幻想之花。

为了清除头脑中成堆的垃圾，我开始制作一本快乐的书，一本易于携带的小册子，有彩色的图也有素描，每页都写上日期，记录每天的成绩，如"为孩子阅读""给绿植浇水""画画""去邮局"。这些细碎时光构成的景象取代了头脑中相反的画面，这有助于提醒我，我是谁，要去哪里，希望做什么、实现什么，提醒我要活在当下。有时我忘了在"快乐书"上做记录，或者没有随身携带，但我可以在头脑里做一本"快乐书"，让自己记住这些小小的成绩，以免经常被那些消极错误的说法误导。你也可以做别的事情，尽量转移自己的注意力，比如阅读、深呼吸、写东西、画画、唱歌，或者和朋友一起喝茶、吃零食、聊天——所有这些都能缓解疲惫和迷茫。善待自己是关键。总想着一棒子敲死自己是个坏毛病，要改，因为谁都不应该承受这种无休止的精神自虐。你必须找到一种办法，让暴虐安静下来，并与之和平共处，不再感到害怕。

头脑有时会变成一座令人窒息的监狱，什么也看不见。我努力打开监狱的门，走向草地，走向光明，躺下来仰望天空，看变幻多姿的云彩，看浩瀚的星空，看鸟儿展翅，任思绪飞翔，梦想美好的生活。事实上这也有效果，只要我们一点一点地努力——一点点进步都是值得珍视的成就。

请不要被黑暗困住，我明白那种滋味。你并不孤单。愿你的生活一点一点地明亮起来，我相信这能且必将。

你要把每一天都看成崭新的画布，画出你心仪的每一天，而不是老样子的阴暗景色，阴暗的画面只会加重那种前途暗淡的绝望感。你要选择你希望的颜色，即使你内心的基调是阴郁的灰黑阴影。每一天都有色彩斑斓的小光点，如明亮的赭色和鲜艳的红色，这些色彩把你引向光明，帮助你画出不同的风景。看着艳丽的画面，就像在聆听老朋友的鼓励和安慰，你的内心被触动了，你只需把眼睛再睁开一点点，让五颜六色映入眼帘。

好好照顾自己，善待自己，做自己最可靠的盟友，继续搜寻在阴影里沉睡的光斑，它们就在那里，我现在就看见了那些细微的光影——把它们留在心里，像宝贝一样珍视它们。

拉姆

🔺 24. 丽萨来信

你好！

　　谢谢你拆开这封信。你目前可能不太喜欢阅读，我得先吸引你的注意力。

　　我想告诉你一件事，我有过或自认为有过你现在的处境。我们每个人的抑郁（或者你愿意怎么称呼此时此刻的感受都行）状况都有所不同。抑郁症的种类有很多，但这并不重要，重要的是我们都有相似的糟糕透顶的经历。疲惫，甚至精疲力竭，还有失眠。一个小时又一个小时地躺着，圆睁着眼睛，孤独，即使身边有伴也不愿谈及自己心中的晦暗。感觉一切都没有意义，尤其在早晨。原来向往的东西，现在都变得微不足道，觉得付出不值。以前不担心的事，现在变得很担心，本来就担心的事变得更操心。总之，怎么看都怨恨自己、厌恶自己。

　　告诉你一个秘密，就在不久前，也就是上一次发病时，我还有自杀的念头呢。我甚至嫉妒那些身患绝症的人，因为他们也许有理由选择放弃，大家都能理解他们。不过，我不相信自己真的有病，就去看了精神科医生和全科医生，看就看呗，我不想和医生们争辩。但在内心深处，我知道自己懒惰、怕去上班、懦弱、无能、自私、是个废物。

　　我们再来聊一聊你。你很棒，曾做过不少神奇有趣的事，你只是暂时忘了。抑郁症拜访过我很多次，拜访的方式各不相同。根据我的经验和许多其他人慷慨分享的经验，那些成就过你的特质将再现，力量、耐心和希望将回归，你耐心地等着吧，这些正是抑郁症从你身上夺走的东西。你现在觉得这些都不可能，我能理解。

　　抑郁是一种疾病，在大脑结构中真的可以看见它。它能自我修复，当然视病情轻重，有的需要较长时间。不管眼下有多痛苦，如果你不寻求帮助，情况就会更糟。你可能也知道，与朋友交谈或打求助电话会有益；如果你不知道，不管情况多糟糕，也请你务必试试。

你的医生能帮你。他（她）帮助你决定，是服药还是谈话治疗，或者将你转诊至更多的专科医生。

如果医生给你开了处方药，那些抗抑郁新药能调理你的身体，促进康复。是的，药物确实有副作用。不过，当你感染严重时服用抗生素不也有副作用吗？有些人说服用抗抑郁药物是软弱的标志，老实讲这是胡说八道。请不要听信任何非专业医生的建议。我希望你考虑服用处方药，并等待可能需要几周才会显现的药效，同时要遵守用药禁忌。如果需要谈话治疗或团体治疗，请给自己一个机会，不管你多么焦躁或沮丧，认真考虑一下。

我们中有些人不愿意分享自认为的"弱点"，我就是这样。但藏着、掖着也不是办法。我最大的突破就是学会了与身边亲近的人分享自己的感受，我要继续下去。你也要这样，虽然这很难，但值得努力试一试。

关于如何恢复，我可以接着写很多页。但目前你的精力多半难以集中，希望你也读一读其他人的来信。

这里我寄语几句。总是有好日子和坏日子，但早晚你会发现，好日子比坏日子多。你会在小事情上找回乐趣，比如雨中散步、陌生人的微笑。找一些事做会给你带来成就感。我玩拼图游戏，笨手笨脚地织毛衣。你自己选择做什么，把任务定得小一点、容易一点。为完成任务而庆祝吧，因为你能积聚力量做事情，这已经很了不起了。

学会善待自己可能是一辈子要做的事情。如果我们对自己都不好，更何况对他人。所以，这是宽容和体贴，而不是你认为的自我放纵。

感谢你读这封信。不错，这已经是很大的进步了。

祝你在接下来的路途中吉星高照。请记住：你不孤单。

一步一步恢复，我为你加油。

丽萨

⚓ 25. 阿尔来信

你好!

对我来说,仿佛无缘无故就抑郁了。记得有一次送别一个好朋友,我说:"情况不妙啊,我都不晓得自己是谁了。"从那时起,我就开始走下坡路。与别人难以相处,睡不好觉,不停地想东想西,吃得也很少。和妻子一道外出后回到家,我总问她我没事吧(指言谈举止)。我开始吃药,进行咨询。但情况持续恶化。在工作中我设法掩饰自己的抑郁,回家后和孩子们在一起也装作若无其事。但最终我还是崩溃了,夜里控制不住地哭泣。

我又去看精神科医生,坦白了自己有自杀的念头,他给我加大了用药的剂量。但哭泣的势头有增无减,自杀的想法越来越具体和频繁，整天都在想，做梦也不消停。再次去看精神科医生时，我带上了妻子和妹妹，便于向医生反映我抑郁的严重程度，也便于他们能给我更多的帮助。我决定请三周假，开始接受住院治疗。

请相信你会好起来的。我好起来了，很多很多的人也好了。这需要努力。我劝你考虑多种康复方案，不要仅仅依赖一种。下面我有几点建议，供你参考。

1. 联系一两个好朋友告诉他们你的情况，请他们给予你支持，每周给你发几条短信，或者邀请你出去吃早餐、喝杯咖啡都行。

2. 与家庭成员多交流，父母、兄弟姐妹、堂兄弟姐妹、叔叔、阿姨等，要相信他们会关心你。

3. 加入某个互助团队。团队互助的主题越明确越好。其他人不能真正理解你的处境和感受，但互助团队里的人能。这是一个接受帮助也帮助他人的好办法，等你好些了也可以帮助他人。团队作用立竿见影，因为大家都面临相似的挑战，彼此信任。我现在依然坚持每月参加两次一个男性抑郁互助团队的活动。

4. 努力锻炼身体。哪怕刚开始只能绕着马路走一圈也好，然后逐渐增加锻炼时间或强度。

5. 写日记。抑郁时，我每晚都记日记并在末尾写总结，"今天，为了康复，我……"有时候也记一些很简单的事，比如"今天我开车送孩子上学"。这是见证细微进步的一个好方法。

6. 不回避药物治疗和谈话治疗。如果你是第一次尝试谈话治疗，不要因为不喜欢治疗师而放弃。不过，要找到称心如意的治疗师，你可能还得"货"比三家。

7. 重拾旧爱好或培养新爱好。住院治疗期间，我开始画蜡笔画。我一直在坚持这个新爱好，并与孩子们一起分享。我还开始弹吉他了。

这只是一些帮你走上正轨的想法。我相信采取的办法越多康复得就越快，关键要寻求帮助。太多的人在掩盖自己的抑郁，其中有不少人是从自我治疗开始的。你要走出来寻求帮助、接受帮助，为康复付出必要的心血。我经历过，知道说起来容易做起来难。

一点一点地前进吧。你做得到，你会康复的。你不孤单。

关心你的阿尔

⚴ 26. 瑟文来信

你好！

　　如果你正在读这封信，说明你很苦恼，感觉活着没有一点意义。不久前我也是这样想的。

　　也许你只盼着能了却这看不到尽头的痛苦。生活成了活着，只想在睡梦中逃避无穷无尽的空虚；也不抱任何希望了，反正也不可能改变什么，心中满是罪恶和羞耻。今天甚至这周或这个月，你拉开过窗帘吗？洗过澡或打扮过自己吗？到处一团糟你也不管，只管上床躲进被窝里吧？

　　这里说的也是曾经的我，好几个月紧闭窗帘，在可耻的肮脏中打发时间。想着要结束这一切，于是我吞下了家里所有的药片。我知道，这样做挫败感会更强烈，只会给少数几个依然在乎我的人带来痛苦。

大家说，"我以前就是这样的，后来克服了。"他们错了，起初我还没有完全失去希望和动力。他们说"你得试试"，但他们不知道我已经试了整整一年，效果不过如此。一年的时间里我用心建立人际网络和参加各种活动，试图让自己的生活变得有意义。我敞开心扉，但发现内里空空如也；我花时间试图和大家待在一起，但感觉总是找不到自己的位置，常被晾在一旁。困惑、焦虑、恐慌最终战胜了我。我满怀感激之情地谢谢那些对我温柔以待并馈赠我以宝贵时间的人们，是他们时刻关心我是否安好。

也许是我太心急，但不这样就只有彻底孤独。不知道该怎么办，别无选择，只好退缩。我躲避不属于我的世界，害怕面对，再小的事也怕。我在心里揪住已做的事不放，问自己又做错了什么。过去就是这样，将来也不会好到哪里去。

喂，你还在读吗？是否产生了共鸣？生活是不是没有了乐趣，头脑里全是可怕的想法，希望和信心已远走？如果是，请你继续读下去，因为你的生活可以改变，就像我一样。

药物有助于减轻焦虑和恐慌，但压抑和沮丧仍紧紧抓住我不放。几个朋友舍得花时间和耐心一直给我发信息、打电话或者来看我，见证和表扬我所有微不足道的进步，如穿衣服、拉开窗帘等，但从不批评我。总之，我明白了，他们来看我是出于喜欢我、关心我，虽然我觉得自己不配，但这于我毕竟还是一种安慰和呵护。

我很幸运有一个心理健康小组为我服务，还给我指派了一位陪护人员。之前我没有陪护，缺少引导。陪护人员乐于倾听、善于理解。我们经常一起喝咖啡、逛商场。她带我参加一个本地的互助团体，在这里我的才智被唤醒了，我开始编织、缝纫、做纸艺，但更重要的是我和他人又有了交往。亲近大自然的欲望复苏了——观察它、模仿它——我还去了一家妇女中心做维护花园的义工，清扫落叶，栽种花草。

去年要是有谁说我会写这封信，我肯定不相信，那时我还在黑暗中挣扎呢。简而言之，不可能变成了可能。

我仍心有余悸，好在上路了，而且很高兴知道自己要去哪里。

愿你很快也能迈出第一步，找到一条愉快的路，过上有意义的生活。但首先，要充满希望。

瑟文

⟁ 27. 肯尼迪来信

你好!

　　你今天不想起床,不想和任何人说任何事,觉得活着纯粹是浪费时间。我说的没错吧?

　　我来告诉你,康复是可能的,痛苦是暂时的,任何困难都有可能被克服。

　　总有一天,阴云密布的天空会变蓝,阳光照耀大地,你会看见一个你现在看不见的优秀的自己。

　　不要轻易放弃。我没有放弃,希望你也不要。

　　记住,伤疤是强者的记号,而不是弱者的标志。

肯尼迪

⟁ 28. 约翰来信

你好!

　　我叫约翰,饱受抑郁之苦。从十几岁开始持续到51岁,我没有接受过任何治疗。现在我53岁,接受治疗已有两年。我自己判断治疗还需要很多年,但没关系。日积月累了这么多年,要很多年才能治愈,这毫不奇怪。

　　刚开始,抑郁症状会稍纵即逝,我的情绪低落也就一两天。多年来,抑郁程度逐渐加重,发作时间逐渐延长。到我51岁的时候,我一整年甚至更长时间都极其沮丧、郁闷。

　　我可以接着描述那些悲观、疲惫和沮丧带来的压迫感,以及其他感受,这些你都体验过。我不清楚你的具体难处,每个人的情况都不一样,但我确实能理解。

　　我先坦白一件事。2014 年 9 月 2 日，也就是我 51 岁那年，我企图自杀。说出来是为了让你明白我曾多么抓狂、多么自卑。

　　9 月 3 日，我就像变了个人似的。虽然还没有站起来，但我已经意识到必须找出问题所在。如果你正在读这封信，说明你已经明白我在说什么。

　　我的康复过程缓慢但还算稳定。说实话，也不是一条直线，起起伏伏、进进退退，偶尔还会偏离方向。无所谓，反正我已经好多了。

　　我的康复要从寻求帮助开始，就这么简单。但如此简单的诉求这么多年来我都表达不出来，一直羞于启齿。你懂这种心情，在沉默中维持自尊。

　　一旦明白了这个道理，鼓起寻求帮助的勇气，事情就好转了。承认自己有病，这又不是什么怪病，也不是不治之症。当我直面它的时候，几十年来笼罩在我生活中的阴霾开始消散；当我直面它的时候，它的脆弱反而得以显现。

　　例如，重性抑郁障碍，一听到这几个字，四处就弥漫起悲观、自卑的浓雾，谎言！它筛选我们的思想和情绪，抛弃我们的理智和热情，消灭我们身上存在的积极方面。你知道，我是说真实的世界其实就在你面前，那里有人们的欢笑和爱，也有你的幸福。

重性抑郁障碍在对我们撒谎。它通过筛选告诉我们这也不是那也不是，而事实上，如同你看到的，我们不比任何人差，也不比任何人优越，我们只不过是生病了。一旦看清这个谎言的本质，你就会认识到它的欺骗性，那么康复的过程也就开始了。

对我而言，康复过程的开始是请父母帮忙，然后打个简单的电话联系精神科医生，再次请求帮助。很幸运，他们倾听并接受了我的请求，尽管没有马上行动。我提这个是让你要有思想准备，对方处理不及时也在所难免。

采取一些简单的行动，诸如决定寻求帮助、打电话咨询。这些是你力所能及的，不比起床艰难。但有时候你还是做不到，这我能理解，那就等状态稍好后再行动。我鼓励你也打电话给当地的精神健康机构。

在这里我向你推荐一个好方法，那就是"永远尽力而为"。2014年9月3日，我尽力、尽我所能去寻求帮助，不多不少我就做这一件事；9月4日，我尽力找一个电话号码，打过去。有时候，我就尽力躺在床上。但每一天我都尽我所能，不管做什么。康复就这样螺旋式地推进着。我敢说你也能做到。

还记得我说过重性抑郁障碍是在对我们撒谎吗？你可以通过记录点点滴滴的进步戳穿它的假象。每天，记下当天完成的事，记下你的尽力而为。病魔会说你还是老样子，但白纸黑字才是真相，谎言不攻自破。我重申一遍，总有简单的事情可做，总有力所能及的小事你能完成。

最后，我的建议是：请坚持写"感恩日记"。每晚睡觉前，写下今天你有哪些值得感谢的事情，记在心里，让感恩之情充实你的内心。可能的话，你就写三件事；实在没有的话，你就一件事写三遍，带着感恩的心进入梦乡。就如同我建议的其他任何办法一样，这也要在你的能力范围内，我也是如此。我无法说清楚坚持写

"感恩日记"对我的帮助有多大，但我清楚从此我开始期待每一个黎明，清楚这确实是一剂良方。

我得打住了。你肯定读累了，一时半会也消化不了。写这封信，我也不轻松。

祝一帆风顺。

你的朋友约翰

⊿ 29. 约瑟夫来信

你好!

成年后，我大部分时间都患有反应性抑郁症，婚姻也破裂了，我的性取向及其负罪感是分手的起因。

我很喜欢一句格言"自助者天助"，它成了我的座右铭。作为一名心理健康专业人士，我全身心投入工作，以阻挡黑暗思想的侵扰。这在一段时间内发挥了作用，但突然之间毫无征兆地我就"报废"了。现在回忆起来，其实所有的迹象就在那里，我太专注于自助行为，忘了抑郁症是一头多么阴险的野兽。

我平生第一次体验到头脑中可怕的负能量。有时，我因深感自己一无是处而抓狂；有时又完全相反，觉得万事皆空而萎靡不振。幸运的是我的全科医生熟悉精神健康问题，她认为我还不具备"谈话治疗"的条件，需要先吃药调理情绪。

　　我清楚药物治疗需要六周才能见效，但在那种情况下六分钟对我来说都太长了，我的病情必须马上得到控制。隔一周去两次急诊科效果大不一样。起初值班医生要我住院，这把我吓呆了，后来我又害怕把我送回家。精神科不是什么令人愉快的场所，但让我觉得安心。这是我的转折点，我不再独自承受——有人负责处理。通过治疗我认识到自杀念头是可控的。

　　在情绪混乱的旋涡中待得太久，我感觉无法控制自己，仿佛自杀才是主宰命运的唯一选择。几个医务人员帮助我设置具体的目标，刚开始是很小的目标。每天结束时让目标达成后的喜悦占领头脑，不给消极的念头以可乘之机。他们协助我评估自己的生活，预估还有多久我可以上班、可以恢复工作中的人际关系。

　　最重要的是，他们帮助我站在积极的角度认识自己，在我们的一生中总有一些事是我们无法选择的，不必负疚。现在我已经康复五年了，虽然仍有山雨欲来的紧张时刻，但不管它，我铭记以下七句话：

重拾信心；

重建生活；

重获尊严；

重归信念；

重燃创造力；

重在理解和支持；

重视自己美丽的心灵。

我的精神康复之路并不平坦，但一路走来使我更加坚强。沿途有专家的支持和好朋友的帮助，我独自是走不过来的。

谢谢你花时间读这封信，请记住，不管你走到哪里，都不要独自前行。

祝福你。

约瑟夫

⛵ 30. 杰西来信

你好！

　　也许你很焦虑，没完没了的恐惧搅得你心神不宁，日夜不停。这不是真正的你，更不是未来的你，有一天你将豁然开朗。

　　也许你特别恨自己，总是妄自菲薄、自轻自贱。相信我，爱你的人依然爱你，早晚你会明白此话不假。

　　也许你很绝望，地狱之火从不熄灭吗？听着，这只是一场噩梦。你会醒来并重见天日，我敢肯定。

　　也许你麻木了，热情已消散在冷冷的雾中。这只是寒冬，春天、夏天和秋天等着你，就在前面。

　　也许你感觉很孤独。这不是真的，相信我。黑暗中许多人和你肩并肩站在一起。

我们都在，你只是看不见而已。我们中有很多人都去过"那里"，但都回来了。你也会回来的。

你会好起来的。

杰西

面对抑郁，
每一个希望的瞬间都要细细数过，
能微微一笑，
能识得心中的美景，
甚至能对着电视节目哈哈一乐。

⛵ 31. 苏珊娜来信

你好！

　　我不确定你是否会读这封信，因为我以前就像你现在这样，什么也不想读。那时，我的世界了无生趣，外界所有的变化我都跟不上，我只能躲在窗户后面看外面的万马奔腾。

　　我没有意识到自己抑郁了，以为抑郁只是抑郁者的事情，而他们只会哭哭啼啼。对我来说，这是一种断裂的感觉，不想与外界联系，丧失思考能力，最喜欢的事也做不好，包括跳舞。记得那天晚上，我起来织毛衣、做健身操，一直不变的样式和动作我却找不到节奏。虽说这是抑郁症的某种征兆，但我没有被吓倒，也没有心烦意乱，又懵懵懂懂地睡下。好在我从来没有自杀的念头，可能我无法思考这件事吧，也不知该如何逃避，如同困在浪潮将至的沙滩上束手无策。

就这样度过了几年，在意识到抑郁症到来之前，还算是不错的时光，但我还是意识到了。这时候，如果公交车还没来天就亮了，我就会跑回家，并让很多在别人看来十分无聊的事情充斥我的一天，我就像一个不知疲倦的僵尸。直到有一天，黑暗中亮起一点火光，微弱的光在随后几个月里逐渐增强，雾霾消散，我和外界隔离的玻璃墙开始破裂。我不知道哪里燃起的火光，正如不知道雾霾来自何处，但确实有火光。

这是很多年前的事，现在换成你，我想让你知道，坚持就是胜利。我不清楚自己是怎样开始的，所以根本意识不到自己在努力康复。事后才明白，其实自己一直在向着火光走，看着火光燃起来，接着色彩纷呈，音乐响起。现在还会遇上异样的黑暗时刻，我就当去了一趟地下室，然后乘电梯再到地面更高层看一看。

我永远忘不了抑郁带来的那种一无所有的空虚感，然而正是它把我变成了今天这个人，一个很开心的人。只要持之以恒地坚持，你甚至会在不知不觉中走出困境。愿你从现在起每天都这样。

苏珊娜

⚓ 32. 特雷弗来信

你好!

我知道你很反感有些人,他们自以为了解抑郁,就因为他们为宠物仓鼠之死伤心过,说什么出去跑跑步心情就好了,还劝你稍微克服一下就可以振作起来、恢复正常。真是无稽之谈:他们能用这种说辞鼓励癌症病人吗?这些人的心思并不坏,但这种人太多,没什么用处。坚强一点,请他们不要想当然,但有时最好无视他们,因为你的精力有限。

患上临床抑郁症远不只是有点伤心的问题。你什么都不想做,也不想起床,只想睡,但又通宵辗转难眠,并且一直看时间,第二天更加筋疲力尽和惶恐不安。你要么大吃大喝,要么食不下咽,明知不该吃什么但你还吃。基本的日常事务你都做不了,堆积成山时你会更沮丧。没有什么能让你快活起来，也无法想象自己曾有过快乐。心如刀绞，在黑暗中总想哭喊，想到死，死了也许才能解脱。人们难以忍受这么大的折磨，所以有很多人自残或自杀就不足为奇了。你想加入他们？就此打住吧。

你常常想，彻底无望了，不如放弃。此时请你记住两件事：首先，要行动起来，这真的很有帮助；其次，向专业人士寻求帮助，如果你还没有找的话，吃点药（虽然有点遗憾，抗抑郁药物要几周后才见效）。我吃了几年的药后才习惯（或者说才接受）。作息时间要稳定，尽量吃健康食物。多呼吸新鲜空气，锻炼身体，享受阳光，并养成习惯。虽然不容易做到，但这些小成就能舒缓沮丧的情绪，甚至能激发热情。最重要的是，要与他人交流。抑郁症最可怕的感受之一就是孤独。与他人联系有助于你明白，有不少人和你一样，甚至有些人比你还严重。现在有互联网方便多了，你不用费力离开椅子就能浏览大量的博客和论坛。里面有众多抑郁康复者写的回忆和传记，这些都能减轻你的孤独感和绝望感。读一读吧，这些人经历过你现在的困境，现在他们都走出来了。

还有一点很重要，你要坚信一切都会过去。病情既已发生，就会成为过去。也许两个月，或者更久，但你终将会好起来。明白有终点，也必定有终点，日子就比较容易对付。历史成就未来。如果这是你和抑郁症交手的第一个回合，缺少经验，就听听其他人的意见。当然，这也是我的经验，我一直在好转。最艰难时，相信情况会改善是我活下去的唯一支撑。就算你的耐力进入倒计时也要牢记，最终的结果没有你想象的那么糟。纵有无数至暗时刻，也都是短暂一瞬。熬过后，你会拥抱自己。无边无际的黑白世界会有绚丽的色彩闪现，神奇无比。

祝好运。

特雷弗

33. 詹姆斯来信

你好!

　　困在糨糊般浓稠的黑暗中，要挣脱出来谈何容易。你恨不得一了百了，要么自残，反正想赶快结束这痛苦难忍的日子。

　　你认为不可能回归正轨了，昨日难再，笑容消失，痛苦如影随形。

　　也许人们无法想象你的孤独感残忍到何种程度，他们的感受和心情也不可能和你完全相同，但很多人还是走出了黑暗，过上了充实的生活。这是可能的，只要对自己有耐心、关心和爱心，你就会好起来，这是你的身体想休息一下，你就下马吧，在马厩里坐一会儿。

　　寻求帮助，请求帮助。你其实很重要，只是你不觉得。有人关心你、爱你，希望你在他们身边，希望你活下来。

希望是抑郁时唯一短缺的东西，也是不可或缺的东西。

一定要继续活下去，你一定会康复。

詹姆斯

你好!

我叫乔恩，是一个木匠，有一个老婆和两个孩子。

两年前我得了抑郁症。我不知道自己患病多久，也许两年吧，但我记得最近一次想自杀是去年，当时经常想（每天只要没睡着，几乎每分钟都在想）。我伪装得不错，"模仿"自己平时和孩子们玩的样子，其实想象自己吊死的画面就在眼前。

我现在才明白自己那时病得有多重。恢复需要一点时间，很多时候我都要下功夫控制自己。有时（恢复期间）就算情况不差我也会很难受。

就这样，两年过去了，我记不清是怎么过来的。每晚看着孩子们，觉得和他们在一起太幸福了。我又开始享受自己的工作，和搭档天天欢声笑语。真是翻天覆地啊。

我曾纳闷，"为什么没人理解我的痛苦"，但又认为这是别人无法理解的。你要先说出来（哪怕你愿意告诉的人只有医生或某个好心人）。

我先去看了医生，接着参加认知行为疗法互助组。但我不适应，就改为一对一的认知行为治疗，同时开始吃抗抑郁药。这两种方法对我都很有用。

我刚看完理查德·卡尔森（Richard Carlson）写的《幸福在心中》（*Stop Thinking Start Living*）。我完全相信他对付抑郁症的方法，他的"疗法"看起来没有用或者像隔靴搔痒，但对我真的很有效。假如你明白认知行为疗法的原理，我想卡尔森的方法肯定能帮助你。

我在坚持吃抗抑郁药，去年还参加了认知行为疗法进修班。总有一天我可以停药，但此时此刻我也很快乐。

写信给你让我很开心，能想到你、关心你也让我很开心。

你不是懦弱，也不是不可爱，更不是麻烦，你只是病了。握着你的手，让我们同行。

真诚的乔恩

35. 爱丽丝来信

你好！

我没有"经典"故事可讲，可以肯定你也没有。没有一种经验，也没有教科书可以教我们如何在这些思想及感受中生存和成长。但这并不意味着你的或我的故事就不值一提。

我想结束生命的时候，我的人生还没有起步，多年来压抑和忧伤主导着我的生活。没有明显的创伤、事故，也没有灾难、突变，一个在这世上无忧无虑的快乐小孩儿就变成一个凡事都忧心忡忡的想自杀的少年。病魔悄无声息地爬进我的身体，控制我，从内到外地改变我。

抑郁症改变了我对自己、对他人的态度，也改变了我与家人、朋友和世人的关系。

我觉得没有什么可抱怨的，多年来隐藏自己的情绪，心想自己在某种程度上还不能正确认识它们而已，所以不需要帮助和支持。我害怕被人认为是一个爱出风头、养尊处优的姑娘，一个不把人们珍惜的时间和金钱放在眼里的人。就因为我自以为自己不值得所有人帮助，所以在伤心绝望中任时光白白流走。

我终于明白了这一点，你也会明白。不管现在的状况因什么而起，你已陷入困境，所以需要帮助、需要挽救。当赤裸心声寻求帮助时，原始的、可怕的激情爆发了，我吓得半死。这一刻，我差不多等了 15 年，我一秒钟都不后悔，只后悔等得太久。

当你深陷抑郁时，黑暗会包围你，残存的光亮渐渐被吞噬。记忆消失，或慢慢遗忘，或突然断片儿。你想不起光明世界的样子，你发誓从没有见过。但我向你保证，光明会重现，因为它一直都在。

这些思想和感受会孤立你，让你再也找不到方向。我想，为了不麻烦他人我要独自面对，因为我不知道有谁会如此关爱我。我也渴望有人抓住我的手对我说：你不孤单,有人爱你,只是你没有感受到。这就是我想表达的意思,让我虚拟地抓住你的手,告诉你,你永远不孤单。

有人爱你,就算你没有听见也没有感受到,你身边的人也爱着你。我保证这是真的,一直如此。世上有很多人等着想认识你、关爱你,当你开始恢复时,你就会听到和感受到,就会热泪盈眶,并逐步领悟,深信不疑。

人们与精神疾病斗争的经历各不相同,康复也是如此。为走出这个世界,我曾尝试过很多方法,现在还在摸索。有些有用,有些没用,没关系。我知道这不容易,有起有伏,要慢慢来。我读过罗伯特·弗洛斯特(Robert Frost)的一句名言,它一直萦绕在我心中,并启发了我,我想也会启发你:"我用三个字总结从生活中学到的一切:向前走。"

你的过去不代表现在,现在也不代表你的未来。

勇气和爱带领我们走出黑暗,奔向光明。

爱丽丝

⚓ 36. 佐伊来信

你好！

我知道你现在的情况不妙，我知道你想放弃，我知道这有多么痛苦，但我也知道会好起来的。我知道是因为我也经历过且正在康复。

我一直在和精神疾病做斗争。从 13 岁开始，忧郁和我就如影随形。每次去上学的头一天晚上，我就整夜睡不着，嗓子都哭哑了，第二天上课打瞌睡成了家常便饭。后来离家进城上大学，更加严重的抑郁发作了。

抑郁症把我变得很糟糕，不想吃，睡不着，不洗澡，不社交，不去上课也不按时交作业，甚至不想离开寝室、不想下床。

每一天都疲于应付，梦游似地从 A 点走到 B 点，过马路也不看红绿灯。

我已经不在乎自己的健康、自己的学业，甚至自己的生命。我麻木了，就像一枚被冲上海滩的空贝壳，成了无用的摆设。

抑郁引发自杀和自残的念头。多年来，我一直在悄悄惩罚自己的软弱和失败，如果在班级里做了任何引人注目的事我都会非难自己，骂自己"愚蠢""白痴""失败者"。到了18岁，这种自我仇恨表现出来了，作为一种抵御内心痛苦的手段，我开始伤害自己。我要杀死麻木，我要释放自我。

19岁生日临近，我开始接受治疗。当我走进医生的办公室时，我说："我病了。"这三个字太难说出口，但却改变了我的人生。

我的漫长的康复之路始于心理咨询、精神卫生服务和药物治疗。几个月后部分抑郁症状就被控制住了，我又能睡觉和吃饭了。随着时间的推移，我的反应也开始复苏。

起初是一些转瞬即逝的感觉。别人讲了一件趣事，我脸上闪过一丝由衷的微笑；得到一个拥抱，对方身体传来一阵温暖；妈妈说"我爱你"时，我有了存在感。

接着我开始提前做计划。在日记里标记几个月后的音乐会时间，分析要读的研究生课程和可能的职业方向。有生以来我第一次憧憬未来，第一次找到了真正活着的感觉。对未来的信心如通电一般点亮了，我渐渐复活。

有一天，你也会点燃火花。这需要一点时间和努力，还有大把大把的泪水，但你可以做到，可以恢复自觉，可以重新生活。

专业手段没有治愈我，但给了我一个前所未有的机会，一个活下去的机会，一个找到希望、收获幸福的机会。抑郁症可能会一直陪伴我，但我不会一直抑郁。

没错，抑郁仍时有发作，我还没有完全摆脱，但我不再像以前那样在绝望的思想和感受中迷失。

我大学毕业，取得了研究生文凭，还找到了工作。在寻求帮助前，这一切都无法想象。

快乐和幸福的日子在向我走来。麻木和绝望渐行渐远，有时甚至不见踪影。我希望它们不要再回来了。

所以，请不要放弃。去寻求帮助并不断尝试，找到魔法并点燃重生之火。

佐伊

37. 史蒂夫来信

你好！

灵魂深处的悲伤，无法改写，无法抹掉。

抑郁，不就是人们"定义的"一些状态吗？勇敢一点，把它揪出来，我们一起认识认识它。

忧郁的路上，我们不是影子，也不是无心的铁皮人，

我们是一个个血肉之躯的男人、女人和孩子。

谁不曾忧郁呢，或多或少，

这是人类的共性，

有人在暂时的撕心裂肺中抓狂，有人在漫长的岁月里哀伤。

但枕头里装的不是创伤、痛苦和凄凉，

你的，也不是！

别怕出门，别怕瞥见歧视的目光。

情况转好后，请伸出你我的手，拉我们的同路人一把，

抚慰他们疲惫沉重的心。

不要让他们独自承受，

不要隐瞒我们过去的痛苦，

不要强撑所谓的"面子"，

不要这一切！

不要"但是"！不要"如果"！不要"为什么应该这样、应该那样"！

而此刻，你自己，也要寻求帮助和支持，

快去吧！

史蒂夫

✉ 38. 艾玛来信

你好！

　　此时，你可能很难过，这难以捉摸的痛苦。有时你还很空虚，完全像丢了魂儿似的。但我向你保证，总有一天你会重新找回自我。

　　我了解那种无助的滋味，再怎么寻寻觅觅也觉得没有什么能帮助自己，或者自己不配得到帮助。

　　你不是可有可无的人，你应该得到帮助。是的，有很多人比你严重得多，但这并不意味着你就不值得被帮助了。

　　你比自己想象的重要，没有你人们不会过得更好，你不是累赘。别听这个小黑怪（病魔）的花言巧语，这个小坏蛋貌似靠谱，但其实是个骗子。从云层中伸出你的头，让阳光照亮你的脸。朋友和家人都很棒，他们等着要帮助你。

别再强装笑颜表明一切正常——如果笑容扭曲了面容，你就别装了。因为不正常也很正常。

在人们面前没有必要总是要强，强撑着于事无补。说自己没事，时间久了你自己都信以为真了。你很痛苦，那就说出来，告诉大家你的想法。把写好的信撕掉，直接打电话或找人面谈，讲出实情。这样做我保证你会感觉好一点，保证你真的会如释重负。有痛苦别再独自扛着，有人愿意帮你分担。讲给越多的人听，帮你分担的人就越多，最后你就不会再有那些烦恼了。

你很棒，值得被帮助、值得关爱，你会重新快乐起来的。

艾玛

✉ 39. 维多利亚来信

你好！

　　我与精神健康方面的烦恼共处和抗争已四年之久，直到去年才开始向身边的人敞开心扉。

　　在父母和学校老师的建议下，我同意去做心理咨询以期有所帮助。遗憾的是，咨询没有起到我预期的效果。但我要告诉你，到目前为止，我的生活从来没有这么愉快过。我从得到的所有帮助和支持中明白一个道理：自助是最好的药。如果没有学会自己站起来，我可能还要继续接受心理咨询10年、20年且依然如故。我的人生，只有我自己才能改变。

　　说穿了，我认为心理疾病的康复过程如同蝶变。一条毛毛虫幽闭在又小又暗的茧中，学会破壳以获得自由，蜕变为美丽的蝴蝶。一旦你开始迎头面对病患，康复之旅便已开启，展翅飞舞终有时。其间，治疗及处方药只是辅助手段，关键还要靠自己。我的脑海里总是跳出三个词：自知，自助，自爱。

我喜欢用的另一个比喻是，心理健康的烦恼就像是天空中的云雾。有时乌云密布，你的世界"黑云压城城欲摧"，或者迷失在暴风雨来临前的阴霾中；有时又云淡风轻，你以为纤云不染，其实它们在天空深处飘荡。云聚云散，变幻莫测……阴天不会一去不返，明白这个道理很重要。你得学会在风雨中舞蹈，而不是傻等着雨住风停。今天可能是你的雷雨天，但我坚信你终将沐浴在阳光里。

患上抑郁症，你就拥抱它，把它当成你生活中的过客。别怕说出来，别怕寻求帮助。有时，你可能感觉自己孤孤单单地活在世上。但我敢肯定，在生活中有人爱你、关心你。不要因为必须坚持吃药就认为自己是废人。不要让人说你懦弱，你很优秀，也很坚强，在骨子里你是斗士。不要让疾病打击或阻碍你做你想做的事。环游世界，结识新朋友，尝试新事物。让身边的人快乐，你收获的也是快乐。

我知道康复之路漫长而艰辛，但我向你保证，这一切都值得。隧道尽头有光亮，哪怕它只是远处忽隐忽现的一点微光，追逐它；追逐光明，永不回头。丘吉尔说过："如果你正走过地狱，别停。"总结过去，奔向未来，天天向上。听起来像陈词滥调，可是生命只有一次，生活和活着，二者的区别很大。

你只有一次机遇使自己灿烂，所以要抓住每一个机会。有一天当你回放人生时，会发现每一秒都精彩。

衷心祝福你。

维多利亚

40. 芭芭拉来信

你好!

我不清楚你的具体状况，但可以和你分享一些体会。

我经历过三次"崩溃"，最后一次是迄今最严重的一次。现在我没事了，都快过去三年了。你会好起来的。

马特·海格（Matt Haig）在《活下去的理由》（*Reasons to Stay Alive*）一书中写道："不要后悔因在绝望中挣扎而耽误的时间，过后你的时间价值会翻番。"诚哉斯言。这是一本奇妙、实用的书，一本在心情糟透时也能轻松阅读的书。

要经常提醒自己"我病了"。当你思考、谈论消极的东西时，记住这是"疾病"的意见，不是你的。

请吃好一点。大脑所需的能量占整个身体的 20%，如果营养不良，大脑就无法正常工作。多吃简单、健康的食物——所有那些常常被推荐的食物——新鲜水果、蔬菜，足够的蛋白质和碳水化合物。也许你和我一样，不看重食物的色、香、味。别介意，总之充足合理的饮食对康复至关重要。

要对症下药。我的女儿抑郁时接受的是认知行为疗法和药物治疗，并按要求完成一些小任务以获得成就感。而我只需要新鲜空气、运动和好好休息，也玩数独游戏，奇怪吧？有一段时间我必须请人帮我做饭——大脑无法处理购物、烹饪这类复杂的事情，令人头疼的垃圾分类就更难胜任了。

有一种观点认为，每个人就像一粒种子，种在人生的花园里，用自己全部的潜能生长。但有时，我们不得不随波逐流，苟且偷生。就抑郁或神经崩溃而言，是危机也是机遇，我们得以反思并回归真我。

还有一本书你可能喜欢，瑞秋·凯莉（Rachel Kelly）的《黑彩虹语言是如何治愈我的》（*Black Rainbow: How*

Words Healed Me by Rachel Kelly），讲述作者的抑郁历程及读诗歌对她的帮助。

请不要绝望，你会康复的，而且你的生活将比患病前还要充实。

祝福你。

芭芭拉

从抑郁中恢复，
虽无神奇的配方，
但是接受它、去爱、去学习
却是必不可少的几味药

41. 阿克尔来信

你好！

　　首先，我想为你经历的致使你陷入今天这个困境的一切向你道歉。没有人应该被伤害、虐待和抛弃，或者不得不认为自己毫无价值、一无是处且是一个多余的人。也许你认为全世界只有你一个人是这样，那你就错了。我也曾在精神疾病中挣扎并饱受其苦。所以，毫无疑问，你并不孤单。

　　我走过你正在走的路。我们各自的足迹和具体处境可能不同，但历程相似。我对你的感受的理解可能超出了你的想象。

　　我理解，对你来说每天起床都是一件难事，都要经过长时间的思想斗争。我知道，你总想哭，有时甚至不明白自己为什么哭。我还了解那种在麻木与痛苦之间徘徊的心情，要么事事令人头疼难忍，要么封闭自己彻底麻木。

我知道那种被无视、被遗弃的孤独感，没有人真正理解你、在乎你；我明白，你不敢袒露自己，害怕别人知道这一切，因为你觉得谁都不值得信任。你情愿封闭自己也不想因失望而痛上加痛。

我能体会因受到诋毁而伤心的感觉，自己好像成了废物，而且都是自己的错；甚至因为人们在日常生活中对待你的言谈举止，你自己都开始相信自己是垃圾了。没有你这世界可能会好一点，这种自暴自弃我也感同身受。

病情严重到抓狂时你只想放弃，我很清楚这种走在悬崖边的绝望心情。只盼痛苦赶快停止、消失、不复存在，这我完全理解。有几次我在悬崖边摇摇欲坠，差点掉下去摔死。我太了解你正与之搏斗的这头野兽了。抑郁症这头野兽善于欺骗，我清楚它的把戏。它凡事都让你看坏的一面，骗你相信木已成舟并且没人在乎。它想打败你，夺走你全部的希望和信念，逼你投降。

请相信我，我想说世界并没有离你远去，一切都还有希望。世上有太多东西值得你活下去，值得你体验。不要听信抑郁的谎言，勇敢一点，揭穿它。我知道，要突破自我寻求帮助是一件可怕的事，因为谁都不愿意被贴上诸如"疯子""精神病""废物"的标签。说出你遭遇的一切，一开始很艰难，一旦让心魔曝光，正视它、消灭它就变得容易了。

你比你自以为的要坚强得多，毕竟之前那么多坎坎坷坷都经历了。无论何时只要你感觉不行了，请回顾一下你战胜困难的历史。如果那些困难你都能克服，这世上还有什么你不敢面对呢？

我不敢保证有一天状况会魔法般地改善，也不说柳暗花明又一村这类的老生常谈。我不相信空洞的说辞和诺言，但我坚信你不是一个人在战斗。

还有很多人也在艰难跋涉。我们倾听你，我们理解你，我们痛你所痛，我们和你在一起。你从不孤单。

也请你相信，这世界需要你。想想读这封信之前你的心情，彻底孤独，完全迷茫，甚至质疑继续活着的意义。其实就在某处，有人和你的情况一样。他们遍布世界各地，在痛苦、挣扎和坚持。这些人需要我们，我们要努力伸出援手，互相鼓励，牵手站起来。

我们要齐心协力，为改变现状而呼吁，发出我们的声音，为精神疾病去污名。一定要让其他患者明白他们并不孤单，鼓励他们寻求帮助，激励他们去述说、去医治。刚开始你可能觉得自己一无是处、无足轻重，但同样能施以援手，鼓励他人坚持斗争。我们能做到，只要每个人都行动起来局面就会改变，哪怕只是让对方明白他（她）还有同路人。

要坚定不移，决不放弃。行为决定命运。看看，风风雨雨你都过来了，是时候找回你的话语权了，大声说出来吧，把创伤抚平。

你可以成为改变和治愈的榜样。

我相信你。

真诚的阿克尔

✉ 42. 安妮来信

你好！

这会儿你正感觉很痛苦，对此我很难过。我不敢回想这种痛苦：孤独地待在黑暗和绝望中，恨不得一死了之。

我很在意，你还在痛苦中。我真的在意。

我想告诉你，有一件事一夜之间救了我的命。我一直打算结束自己的生命，当时这种念头又冒了出来，干脆马上行动。幸好我上网搜了一下，谁知看到了一些信息，彻底改变了我自己。

自杀不是办法。当一个人受到的打击超出了其能忍耐的限度时，他就想自杀。这就像塑料购物袋，东西装得太多就会破裂，里面塞满了东西，超量超重，袋子变形绷坏，提手也被扯断。

你甭想把所有东西都装在袋子里还能提着继续走。你得捡一些出来，或者换个结实的购物袋把它们都装进去。找个人帮你一把，就一分钟或一个小时的事儿。

就这么几分钟，让我来做那个人吧。让我坐到你身边，来，我帮你拎着，帮你减轻这份难以承受的痛苦。

我想过很多办法来帮自己。治愈的方法因人而异。对虐待我的家人，我不再抱有幻想，我开始哀悼我悲惨的童年。我去找心理医生，打危机干预热线。

但给我最多帮助的人还是我自己。听起来不可能，对吗？我对自己更温柔了，权当自助吧。这个人受到了伤害，需要同情，所以我要善待自己。

有一个心理医生认为自杀念头都事出有因，但并不是不能克服。我明白了，就当它是头脑里拉响的有事不妙的警报，警告我购物袋要破了，得找个地方把里面装的东西拿出来一些。

我想死，是因为太难受了，痛苦也装不下了。

有时我能做的就是想办法再坚持五分钟或一小时，然后几小时变成几天，几天又变成几周，甚至几个月。

而今，活着的感觉真好，我不想死了。原来我以为这根本不可能，痛苦怎么会消失呢。

从抑郁症中走出来太难了，这不公平。你还受着苦，还扛着超重的精神负担，这不公平。别人没事，就只有你不得不克服这一切，这太不公平了。

但你可以争取，争取在忍耐中找到安慰。你或许勉强相信，哪怕只相信一点点也好，否则你现在就不会读这封信了。不管你离悬崖多近，希望都存在，恢复也不是不可能。

想死的时候，苟且偷生都难，想善待自己更不容易。有时你要先采取行动，以免受思想和情绪的影响。

总之，慢慢你就轻松了。最黑暗的地方也可能有光，找出火光，跟上去，火星终将燃烧起来。

请坚持。你值得这份坚持，挺住！

祝福你。

安妮

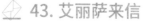 **43. 艾丽萨来信**

你好！

　　你不是失败者，也不是废人。你并不孤单。

　　现在说这些你可能不以为然，那就多读两遍。巨大的希望就藏在这些大实话中。

　　我知道这黑暗就像真的一样。患抑郁症时，我的第一感觉就是极度恐惧，恐怕余生每一天都不好过。即使残存的一点理智告诉我这是无稽之谈、是假象，我也无法想象还会有不同的日子和心情。

　　日子变得陌生了，我就像个行尸走肉。我记得我并非真的想自杀，因为狠不下心……但又不想活下去，因为那同样很难。

　　我原来一直是一个乐观、快乐的人，这蒙蔽了我和大家。绝大多数人不知道我正在苦苦挣扎——很长一段时间我自己都不承认——因为我能正常工作，许多提案还成功获批。后来我说我是高度功能失调者，这惊到了大家。但在心里我知道我正在垮掉。无论抑郁的起因是什么，要承认这个事实：你的身体正在遭受攻击，头脑正在受到伤害。无法自助时就去寻求帮助，这并不丢人。要想走出抑郁必将历尽重峦叠嶂，采取各种措施清除障碍。

请对自己信任的人讲一讲你的感受——可能你听起来觉得很疯狂，但人们比你想象的更宽容、善良。你也要善待自己。不管什么方法，即使帮助很小，只要你能想到的都试试：理性吃药，体贴的谈话治疗，让内心安静的冥想，健康食物和补品，热水澡，足疗，每天散步，等等。你还可以买几枝花送给自己，听舒缓的音乐，吃点甜品。

慢慢地各种方法构成了最佳的组合，时间开始发挥魔力，曙光升起。接着，早晨醒来你有了某种类似于解放的感觉——起初也许仅仅是一种暗示，像一个飞吻。最终，你回望阴影才发现自己已走出黑暗。你会看见甚至庆贺一直明摆着的事实，那就是，你还是你，还是原来的自己。

拥抱你，为你祈福。

艾丽萨

⛵ 44. 基思来信

你好！

当你出了问题后不久，你就能感觉到，但要正确认识并寻求帮助就需要时间了，从视而不见到重视、从重视到寻求帮助有一个过程。

我把它想象为一口陷阱。你要高度警惕，平地也会起惊雷；否则的话，就会踩到陷阱，被绊倒，双手乱舞，拼命想抓住地面，但晚了，你掉进去了。

阱底阴冷潮湿，你的衣服也湿透了。当你的眼睛适应后，面前是黏糊糊、水淋淋的阱壁，弥漫着霉臭味，唯一的声音是偶尔滴落阱底的水滴声。

你抬头看看，情况很糟吧？这次你能伸手抓住阱口，爬上来；但下次阱口可能很高，你会够不着。

你可以睡一觉，你知道睡觉有时是一种解脱。但这不是解决办法，只是暂时放松而已。或许醒来后你真的就能攀爬上来了。

在那些你认为可以麻痹痛苦的东西中寻求安慰只会加剧痛苦。要远离烟、酒和毒品。它们好像很有诱惑力，或许可以舒缓你的紧张，但却是暂时的。

要专注于健康的方法：运动、补充营养、冥想。这些才是良药，不仅能激发你的热情，还能帮你避开陷阱。

你要记住，永远记住：不管陷阱有多深，掉下去多少次，也不管阱口有多高，阱底有多冷，都要保持清醒。

你要清楚自己在下面，不糊涂就总会有办法上来。

没有什么可以困住你。

祝福你！

基思

45. 克莱尔来信

你好！

　　成年后，我大部分时间都在与抑郁症较量，从焦虑、恐慌到情绪极度低落，什么情绪都有。对我来说，这是家常便饭。我也有过美好、快乐的时光，那时一切都充满希望，但突然之间我的心情低落起来，我开始怀疑活着的意义。为什么我会患上这种看不见的病，又没有写在脸上，别人好像也理解不了，我很孤单，觉得自己是个失败者，没救了。这些都是我抑郁时的切实体会，据说这并不是软弱的表现，而是因为我一直太要强。的确是这样，我就是家里的"老黄牛"，背负着家庭的担子。我认为抑郁症就是一种宣泄情感的方式。

　　心情好时我就想，是疾病成就了今天的我。当然，这并不是什么罕见的疾病，很多人都有。我日复一日地与之相处、斗争，你也可以，只要学会心疼自己并正视目前的处境。每个人的情况都不一样，你也许需要更多的帮助，如心理咨询或药物治疗。寻求帮助并不可耻，不管是男性还是女性，都一样，都有无能为力的时候。

以前我接受过心理辅导，最近咨询师推荐我做人际关系治疗，接下来该轮到药物治疗了。如果吃药的话请遵循医嘱，相信我，这真的有效。

另外，养宠物也是很好的治疗方式，因为宠物没有偏见。在你最艰难、最不知所措的时候，它们会给你不少安慰，猫、狗或者其他你有的、想要的宠物都行。

亲人的拥抱也是一剂良药，哪怕拥抱来自像我妈妈这种不了解病情的人，哭泣或沮丧时温暖的拥抱特别管用。

希望这封信似一个拥抱带给你温暖和希望，因为我想拥抱你并对你说，患抑郁症一点都不羞耻，接受所有可能的帮助吧，去看医生，去找当地的相关机构，不要独自承受。

还有，做一些你喜欢的事情，不管有多么微不足道，它们都能转移你的忧虑或沮丧，哪怕每天只有半个小时也是值得的。保重身体，善待自己。我曾经就是太顾及他人而忽略了自己，好在现在我开始关心自己了。

有时我醒来后情绪低落，不想起床又不能不起，还有人需要我照料。当然，如果你是一个人生活就没有这个顾虑，但会感到孤单、寂寞。出去走走，看看朋友，或者找人聊聊天，生活会因此不同。你可以加入自助类团体，甚至可以参加一些志愿者活动，在外面和人们待在一起。我知道，这一切都不容易。回想我 21 岁时离开家，当年我就被诊断出患有抑郁症。接着，这些年一直反复发作，恐慌、焦虑、强迫等症状都登场了。如今我 42 岁，心情好时觉得自己是一个强者，毕竟抑郁症太容易让人自暴自弃。

请聚焦生活中的正能量而不是负能量，专注于快乐的事情，并想方设法让自己快乐，压制头脑中消极的思想；想一想你干得漂亮的那些事，虽然未必有多漂亮，但我相信你有你的长处，天生我材必有用。感谢大自然让我忘掉烦恼，唱歌的画眉，墙头的小知更鸟，美丽的花朵，孩子们的笑声，还有从窗户洒进来暖人的阳光。多注意有趣的东西，哪怕是傻傻的，也值得你重新开怀大笑。

我不相信抑郁症能被根治。学会应对并与之共存，知道什么时候应该寻求帮助而且不害怕寻求帮助，这才是治愈的实质。没错，我们好像与其他人有什么不同，其实未必，表面最幸福的人也可能戴着面具、藏着实情。我们也戴着面具，这就是有些人不以为然的原因，他们认为抑郁是一种托词而不是病。在连绵不断的乌云下活着当然不是托词，我们只是没法无视其存在罢了。

愿这封信给你关爱和信心，相信你可以和抑郁共处，相安无事地度过每一天。你要坚强，不要认为自己是失败者，因为你根本就不是。

你很棒，应该活得有声有色。

拥抱你。

克莱尔

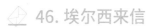

46. 埃尔西来信

你好！

　　我抑郁的次数太多了，最近还发作过一次。每次我在心里都希望这条地狱黑犬夹着尾巴再也不要回来，但世事难料，底牌不在我手里。

　　于我，抑郁就是一夜接一夜的失眠，满脑子翻云覆雨的惨状，有时自残景象也纷至沓来。预订了独自去马德拉群岛的背包旅程，却担心早上 4 点起不来误了机场大巴；想配一副大框眼镜，却发现镜片不合适，真厌恶镜子里自己的样子。"你老了，丑得吓人，"我自叹道，"没人觉得你有魅力。"

　　我不敢说我现在很开心，那样也许会让你很烦，甚至会生我的气。

　　但我要说，抑郁时你的大脑在撒谎。它夸大难度，加深黑暗，扭曲事实，让你以为这辈子都完蛋了。错，这是它的伎俩而已。

我的建议很简单——量力而行。如果你有工作做，不管有无报酬，做下去，没关系；如果你想歇一歇或不做了，也行，别责备自己；社交应酬也是如此。抑郁时，从家里出来和别人在一起时我沉默寡言，快乐的感觉也淡了。我是负重的乌龟，不是轻盈展翅的蝴蝶，但总比不出来好。

躺在床上听喜欢的广播节目，让我感到温暖和安慰。对我来说，对付抑郁并不需要尝试很多新方法，坚持做熟悉的日常事务帮助我度过了一天又一天、一周又一周。

你会更顺利的，好兆头说不定就在不经意间出现。

还记得那个想配大框眼镜、盯着镜子中的自己认为不会有人爱的女人吗？八个月后，我和一位年龄比我稍长的男性在一起了，他很可爱，还种出了最美味的草莓。

祝万事如意。

埃尔西

47. 普丽雅来信

你好!

　　我理解这种感受，无边的空落。

　　现在我好些了，可以当它是虚无主义的东西，但我知道并非如此，它是很具体的痛苦。

　　我躺在床上，不知道也不想采取什么措施终止这种精神折磨。家人、朋友、生命，我也置若罔闻。记得和妹妹一起去摩洛哥，我本想让自己兴奋起来，有点活力，却毫无感觉，缩成一团哭都哭不出来。

　　你知道是什么帮了我吗? 是药物、医生、谈话疗法和朋友情谊。然后，就是活着，生命力渐渐胜出，情况开始出其不意地改变。我又活过来了。

　　会改变的。你要坚信它能，也必将改变。抑郁会消失，你理想中的幸福会降临。

人们积极向上，阳光依旧灿烂。

爱你。

普丽雅

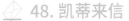

48. 凯蒂来信

你好！

我理解。我理解你什么都不会相信。

我知道他们告诉过你，"产后有点抑郁"是正常的。可你现在很纠结，什么叫荷尔蒙不足引起的产后抑郁？激素多了又叫什么呢？这些问题把你弄糊涂了，你甚至怀疑"要个孩子"这个想法都是错的，自己可能根本就不是做妈妈的料。也许你还有其他烦恼，却不敢大声说出来。

生孩子，我经历了，两次，仍没倒下。所以我理解你。

我第一次陷入这种困境时，用了九个月才突破自己开始寻求帮助。太久了。这是我的第一个孩子，我知道女性生完孩子后性情会变，所以也不太在意。我以为沮丧、暴躁、抓狂和绝望就是初为人母的样子。我恨自己。

我开始按自己的想法着装，穿"某个人的母亲"应该穿的衣服，成了一个老气横秋的无用女人。因为厌恶自己，我就拿最爱的人出气：我的丈夫和母亲。给他们取难听的名字，埋怨他们不关心我和孩子。还有更恶劣的。总之，我经常出口伤人。

这也是我开始有侵入性思维的时候。下班开着车在回家的路上，我想象自己突然转向，以很快的速度撞到树上。我开始相信，如果没有我，丈夫和儿子可能过得更快乐。我深爱他们，但我不是好妻子、好母亲。我是失败者，我恨自己，恨自己的一切。我还把这些都归咎于自己做了母亲。

过了漫长的九个月，丈夫小心建议我给医生打个电话。那会儿我很虚弱，也被自己的种种想法打倒了，就没有争辩。第二天早上致电后，当天我就见了医生。

我被诊断患有产后抑郁症和焦虑症。我心想有了诊断结果和处方药后，一切就会神奇地好起来，但事实并非如此。掉进抑郁倒很容易，无须批准，也不管你愿不愿意，但要爬出来就难上加难了，每一天都得拼搏。

不过，知道自己面对的是什么倒是有帮助。我开始服用抗抑郁药物，几个月后又接受了心理治疗。在两种方法的共同作用下，我又找回了自己，也意识到侵入性思维不过是抑郁症的谎言。我综合各种措施，帮助自己渡过难关，也帮助自己发现前面的陷阱，并鼓舞自己，而不是只盼着快点好起来。

两年后，我和丈夫决定再生一个孩子。这次，为应对产后大脑的变化我做足了准备，但不幸的是，变化在怀孕期间就发作了。医生建议我停药，我停了。但我是一列产后抑郁的破火车，必须多轮维修，所以还得重新开始吃药恢复稳定。

第二个儿子出生后，我想产后抑郁应该不会再来了吧，结果它还是露出了丑恶的嘴脸，又把我往深坑里推。这次有一个治疗组为我服务，还有身边人的支持，我们都准备好了。一位精神科专家立即对我进行了复查，确定我还患有产后强迫症，以及生第一胎和以前流产引起的创伤后心理压力综合征。好在我经历过前期的产后抑郁，大家才得以抓住我，我才不至于滑落坑底。药物重新调整了，我从心理医生那里又学到了新的治疗方法和应对机制，并坚持对我的丈夫和支持团队敞开心扉。

一年半前我们又有了第三个孩子，一个女儿。这次，坑不见了。

我很想说"我痊愈了"，可惜这种说法欠妥。我还在吃药，每个月去看一次心理医生，而且清楚自己周围还有坑，随时可能掉进去。

但现在我有各种"导航"工具，可以避开生活中的很多坑。我知道有些坑很深，也知道有些坑太大，绕不开只得从中穿过去。但我更知道这不是一个人的征程，家人、朋友、医生都和我在一起，他们帮我挑担子，有时甚至背负我前行。

我看见了，你此时就在深坑里。

但我要告诉你，你不会一直在那儿，那儿不是你永远的新家，你也不用独自攀爬。上面有人愿意放绳子下来，甚至下来接应你，用肩膀把你顶上去。

我就是上面那些人中的一员。振作起来，是时候起身行动了。

祝福你。

凯蒂·斯洛伊特尔

🖂 49. 汉娜来信

你好!

我保证这一切都会过去。不管你是怎么想的,也不管别人说什么……我保证,总有一天,这仅仅为了活着就心力交瘁的痛苦不过是一桩可怕的往事罢了。

你可能听过或读过,说抑郁永远不会真正消失,那是谎言。你可以克服抑郁,即使哪天你又感觉不适,情况也绝不会比现在糟。

六个月前我的处境和你一样,曾坐在咖啡馆里浏览这些康复信件,几个月来我第一次有所触动,如释重负,因为我了解到病情不会一直持续下去。结果确实如此,无半点虚假。

现在,我每天早晨醒来都喜欢躺一会儿,被窝里多暖和、多舒服啊。如果获知某堂课临时取消了,我就一阵兴奋，又多出一个小时美好闲适的时光。我憧憬未来，盼望与家人相聚，盼望朋友的音讯，盼望假期。想当初，起床都是一件需要下决心的难事，哪里还有什么盼头。那时候，和家人、朋友在一起时我强颜欢笑，这太令人难受了，我情愿独自待着。我不想看见他们，甚至不想看见自己。

我用了六个月的时间才踏上康复之旅，我太了解自己是怎么回事了，太了解这一切了！有句口头禅却是真的：发生的就是最好的。

无论你在哪里，你是谁，我都心疼，但我确信痛苦终将消失。

哪怕你现在已经忘了正常人的感受，我相信也会很快找回来的。

汉娜

✉ 50. 本来信

你好！

我是本，30 多岁了。

从某种角度讲，上面这个事实令人感慨，我想想自己都经历了什么。

我有两次真的试图自杀的经历。另外有四五次，与其说是真的不如说想有人能理解我。醉酒后过量吃药的次数我就记不清了，当时的情形有些记得，有些忘了。

我认为大部分时候抑郁症都与我如影随形，只是我 17 岁才知道它的名字。那年我父亲自杀，这对我来说是晴天霹雳。

我说不出话来，流了一整天的眼泪，或许是两天吧。但我命中注定不能做懦夫。我开始疏远所有人，喝酒，找乐子，假装没事。还有几个月就要考试了，结果如我所愿，甚至超出了预期——大家真的不再担心我了，事实证明我很好，不用操心我，生活继续。

我没有寻求帮助，我认为不需要，就待在自己的孤岛上也挺好。有问题自己扛，我埋头耕我的田。当这种自虐状态维持一段时间后，情况发生了变化，我只想一死了之，再怎么默默奋斗也找不着北……

我接受过各种精神和心理方面的治疗，包括个人、团队，有认知行为疗法、精神分析法、存在主义分析法、综合法，还有绘画治疗、戏剧治疗、舞蹈治疗、运动治疗和动漫治疗等，以及其他很多疗法，花了不少时间才见效。我没想到，竟有这么多人能够、愿意、也希望讨论我内心深处的东西，而且表现出极大的耐心。

想到只有专业人员能帮我，我感到耻辱——我的确把事情搞得太糟了，必须找有多年经验的专家才行。我住进伦敦一家自杀者庇护所，我看到了获救的希望。

然而，凡事都不可能尽善尽美。两年前，我的脑海里每天都会冒出自杀的念头；一年前，一周冒出一次；如今，几个月一次。对有些人而言，这可能很可怕也难以理解，我倒有点喜欢这种结果。就像海里的浮球，摁下去反弹得更高。抑郁和自杀念头帮助我保持头脑清晰，最终我释然了，这也是一种力量。

现在我正在训练如何成为一名心理治疗师，或者不如说是一名同时在接受某些训练的心理治疗师。感谢我的经历，在与患者沟通时我完全可以不用理论上的东西。

我的耻辱感是建立在专家们都很冷酷、潇洒的想象之上的，其实不然。据我所知，好专家不是这样的，这不是他们追求的东西。他们会设身处地地了解并处理问题，并不自认高人一等。

抑郁症使我更加具有韧性——经历了这么多，能应对自如了，落下、触底、反弹，一个跳板而已。用坦诚的态度，在此过程中我还认识了许多人，结交了不少朋友，他们成了我人际关系的一部分。康复于我不是告别过去，也不是痊愈，而是相信情况会越来越好。有两句成语我视为至宝："过眼云烟"和"随遇而安"。我把后者文在我的前臂上，意思是"接受并爱你的命运"，而不是让命运控制你。今天的决定和选择成就你想要的未来。

我知道这不容易，人生本来就是一场磨炼。自杀念头凸显了我们只是匆匆过客，更要懂得珍惜。

祝福你。

本

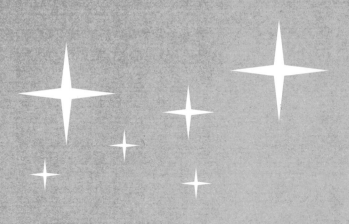

康复不是痊愈，
更不是终点，
而是管控、相守和调整，
是每一天都尽心尽力。

51. 黛博拉来信

你好！

　　写这封信是想和你分享我特有的与抑郁症有关的经验。你知道，我不仅亲身经历过，还懂得如何专业地应对。

　　当我还是个小姑娘时，就很抑郁，但当时我并不了解这些。我总是没精打采，还泪流满面，心想谁还没点儿小情绪呢。那时候没有人——老师、朋友、家人——注意到我的抑郁迹象，可能因为大家认为小孩子不会患抑郁症，也可能因为我善于用笑脸掩盖痛苦。

　　随着年龄的增长，我的抑郁越来越严重，十几岁时严重到想自杀。19 岁那年，我到处寻找手枪，打算结束自己。幸好当时被制止了，我立即获得了救助。之后便从心理医生那里得知，我患有一种叫"恶劣心境障碍症"的疾病——而且已加重为双重抑郁症，因为同时出现了重性抑郁症状。我们一起从我身上找到了病因。我开始了解心境障碍、遗传因素对病情的影响及会加重抑郁的某些思维方式——也包括从中恢复的方式。

治疗过程极大地启发了我，我也想做一名心理学家，以便与其他抑郁者打交道。把个人经验与所学的知识结合起来，在这方面我获益匪浅。有了这个独特的视角，我更能帮助人们理解抑郁症的来龙去脉，因为我言有根、行有据。

就我个人而言，我清楚患有精神疾病是什么心情，清楚被身体和情绪出卖的感受；我理解那种必须服用抗抑郁药物的耻辱感，以及药物副作用造成的挫败感；我还知道要把在治疗中学到的方法运用于实际生活中有多难。

我也懂，当得知我是抑郁病人时，有些人刺目的冷眼和羞辱的言语。但我自己更清楚，只要遵循治疗计划并有亲人们的支持，康复就有希望，就会发现疾病已坐到后排，甚至消失在视野中——不再是生活的主角。

与抑郁共存有助于我分辨哪些才是真正值得忧虑的事，鸡零狗碎的小事根本不必纠结。这么说吧，正是人生中的至暗时刻馈赠我找到快乐——甚至狂喜的机会。当你在自杀的边缘踉跄而行，正饱受抑郁之躯的伤痛，或正与被混乱无序腐蚀殆尽的精神状态搏斗时，你的反弹将出乎意料。

从专业的角度，我了解抑郁症的各种有效治疗方案及相关研究成果。我见过抑郁症患者在开朗活泼的环境中病情好转，也注意到有儿童和成人运用技巧克服了抑郁。但作为医生，有一件事我非做不可，那就是执行持续的治疗计划，临床上称"治疗依从性"。持续并不单是心理治疗或药物治疗本身所需，持续还意味着要接受每一次心理治疗，并准时赴约，确保你不找借口（如想去海滩或不想说话等）逃避；每天还要在同一时间服用同样剂量的药，并及时补充，以保证药物治疗不中断。依从治疗旨在使你好好吃饭、睡觉、运动，把增强你的自理能力放在首位。作为医生，我知道这种不折不扣的持续只是一个理想——但作为患者，我努力实现了。一旦做到，康复之旅便启航了。这是你的梦想变为现实的基础，是你超越病前人生的起点。到那时你终究会明白，抑郁症再怎么严重也只不过是一种可以治疗的烦扰。

好了，在前进的路上，请记住我的两个独特的观点：

作为医生，我相信康复值得期待；

作为患者，我肯定抑郁可以医治。

祝健康、快乐。

黛博拉·塞拉尼博士

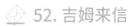 52. 吉姆来信

你好!

我曾多次深陷空虚和寂寞,一筹莫展。

笑话不再好笑,前途一片漆黑,精神麻木,躯体遭受折磨。

悲观的意识四处流淌,思绪杂乱无章。仿佛未成型的思想,飘忽在绝望和自我厌恶的天空中。我恨自己,恨周围的世界。

时间越久,越沮丧。

我只好找事做,不管什么事,有事做就行。我必须突破纠结思维的怪圈,并持之以恒,哪怕勇气已尽。

有时我真的不在乎了,大白天去看电影,或去野外闲逛;也可能爬到高处,只要再跨一步就可以结束痛苦。但俯瞰世界,视野变得高远,自己的烦恼显得渺小

和微不足道。

抑郁最严重时，我觉得生活毫无意义，因此经历过一些无法想象的事情，至今难以忘怀。你永远不知道前面拐角处有什么在等你。

写这封信时，我正告别抑郁。毫无疑问，它会再次回来。但我尽最大的努力不去想，因为忧虑正是恶魔的养料。

抑郁是可怕的敌人，尤其当病情严重且周期延长时。但我试着把它当成老师甚至治疗师。当情况很糟或我把自己逼得太紧时，就需要"深度休息"。就好像是抑郁症在强迫我好好休息一样，它让我看看毫无意义的一切，让我审视自己和自己的人生，问我到底该怎么生活。

某些时候，这么想确实有助于改变自己，否则我没有胆量这么做。了解了许多抑郁症患者的康复经历后，我不禁想，抑郁确实在用一种离奇的方式帮助我们，尽管病入膏肓时不会明白。通常，只有等到情况有所改善后才会有此体会，并且与抑郁症建立一种更友好的关系。

好了，但愿这封信对你有所启发。

衷心祝福你。

吉姆

✉ 53. 艾薇来信

你好！

我写这封信是想告诉你，如果你有产后情绪障碍，不要灰心，你会恢复的，而且这不是你的错。我写信与你分享我的产后抑郁经历，希望有些内容能引起你的共鸣。

他们说，怀孕和做妈妈的心情可以用两个词语形容：快乐，容光焕发。事实上，新手妈妈也有郁闷的时候。这是一项最艰难的工作，当你缺乏支持或没有足够支持的时候，尤其如此。一筹莫展，为了当好妈妈而焦虑是一件很自然的事。但如果产后抑郁不请自来，再焦虑也没用。

我在做母亲的过程中并没有感觉特别快乐，更谈不上容光焕发。怀孕前，就为必须经历的体外受精过程而焦虑，也厌倦了所有注射项目。怀孕顺利极了！除了从头到尾饱受恶心、呕吐的折磨，除了为一次又一次的试孕而烦躁，除了出车祸后报废了车不说还流掉了双胞胎中的一个。女儿一出生，医生就切除了我的子宫，因为胎盘植入。这是一种罕见的疾病，意思是胎盘长进了子宫里。在切除手术中我大出血。在一周的住院时间里，我每次最多睡一两个小时，每顿容许我吃的东西还没有一块冰块多。最恼火的是，我必须强撑着母乳喂女儿，当时为了术后恢复，她大多数时候不在我身边。我打起精神强忍着，尽管因不能再生而伤心。

接着，女儿出生后接连出现腹绞痛、湿疹、乳痂。给了孩子一个太糟糕的人生起点，我为此忧心、自责，肯定是这个原因引发了可恶的产后抑郁。我希望能得到有人肯定我是一个好母亲，但是没有，我竟让自己的女儿如此痛苦，腹绞痛、湿疹、乳痂，她浓密的头发也掉光了；我需要面对面的关心和支持，比如来自亲戚的、朋友的、支持团队的或心理医生的，但却得不到，也没有得到来自网上社交媒体的支持。当然现在的情况不同了，只需在网上搜一下，就能找到很多相关的论坛和博客。如果你输入"产后失眠""有孩子后无法入睡"这样的关键词，没准儿我的博客内容就会跳出来。

孩子乳痂消失一周后，我的产后抑郁发作了。一开始是失眠，紧跟着是恐慌，体重下降，厌食，以及行为能力丧失或思维混乱。显然，我需要帮助，而且要快。如果没有及时获得医疗救助，不知道我今天还在不在。

在看医生前，我根本不知道失眠、恐慌这些令人忧心忡忡的神秘症状就是产后抑郁。我想我快疯了。有几次我打算消失算了，免得遭这种罪。很多次，我都觉得我过不了这个坎儿。

直到这可怕的经历有了具体的名字，在黑暗、痛苦的隧洞尽头，我才看见一束亮光。生活在恐惧中，只怪我无知。所以说，哪里有知识，哪里就有希望！

如果当初我知道现在了解的这一切……或者再进一步，如果生孩子前有人给我讲解过何为产后抑郁，以及发生的原因和注意事项，旅程就不会那么漫长，就不会多少个日子孤独地走在黑暗的路上。我就会明白，产后六周失眠是产后抑郁常见的初始征兆；我就应该请医生先筛查我是否患有产后抑郁（如果他还没有这样做的话），要是他不行，就请他帮我找到专业人士，而不是任由他开几片安眠药让我睡觉，还说什么新手父母刚开始几周都会疲惫不堪。我也就能识别诸如厌食和体重骤降这类产后抑郁的其他症状，心里也就不怕，因为我知道即便孩子不在身边、自己却筋疲力尽且失眠的原因，害怕就不会升级为恐慌，就会更多地享受刚开始几个月与孩子在一起的快乐。此情可待成追忆，只是当时已惘然。

困在黑暗的隧道中，找不到出口，远处也无亮光，他们说产后抑郁的妈妈们有这种想法很正常。没有人（包括我的丈夫）知道我有多痛苦，也没有人理解我的感受，每个人都说我看起来很好，只是有点疲倦，和所有新手妈妈一样。因为大家希望我们快乐，做母亲的就尽力用笑脸掩饰痛苦，这种做法使不得；只有那些经历过情绪失调的人才懂情绪失调，其他人即使有心也未必理解，这种看法也不可取。

　　如果你感觉心力交瘁或情况不妙，或者兼而有之，不要保持沉默，敞开心扉吧。每件事都让你不知所措，也没关系，只要你寻求并获得情感上的支持。不要独自承受，不要被孤独感主宰。这种遭遇会让你深感耻辱和孤单，但事实上你并不孤单。很多新手妈妈正经历着你经历的一切。你身边就有能帮你、支持你的人，线下线上都有，包括像我这样的过来人。有社会支持，对新手妈妈来说很重要，快去寻求支持。团结就是力量！

　　尽管做母亲的道路坎坷不平，我却更坚强了。我并不伤感自己的经历，这听起来像疯话。如果没有产后抑郁，我不会是今天的样子。面对日常生活中的挑战，我更自信、更有适应力了。我的座右铭是：能走出产后抑郁，就能走出一切困难。

　　多保重。

　　　　　　　　　　　　　　　　　　　　　　　艾薇

⟁ 54. 琳达来信

你好！

　　我试着给你写这封信。今天我的心情不算好，但也比几个月前低落到谷底的时候好得多，尽管仍有波动。

　　我在时断时续地恢复，这周还有过奇怪的似曾相识的兴奋——我记得这种曾经的生活激情，但今天好像又不见了。所以我不敢说康复之路一帆风顺，因为有时候还是有点颠簸。

　　抑郁症对我来说，并不是单纯的"忧伤"，而是一种绝望的自卑。很多没有经历过的人是不会明白的，他们理解不了这些可怕的感受：几乎没有知觉；不知道为什么每天要起床；认为自己是累赘，没有自己别人会过得更好。你躺在床上动都不想动的时候，有些人却劝你振作起来。他们想不通一个人怎么会不想起床呢，他们没有被辗转反复的可怕念头和自我否定折磨过，当然就无法理解你的痛苦和自卑。

但我懂这些感受，真的，我很清楚。

我来告诉你，我是怎么走到今天的，以及还在坚持的原因。

每次，我只努力前进一点点——迈出小小的一步，不贪图高远，因为我怕摔下来。

我试着不再因抑郁而自责。生活就是这样——总有一些事你想做却不能胜任。我得学会原谅，原谅自己没有成为想成为的、一直存在于想象中的人，倒成了别人（也许是更好的人），成了一个抑郁症病人。

我愿意接受了解我的人的帮助。他们向我保证，这个我想象中可怜、消沉的人并非——像我担心的那样——是真实的我；帮助我记起那些我曾经喜欢做、现在却停了的事情使我相信，我只是忘了自己是谁。

有很长一段时间，我认为自己情况特殊，没法再坚持下去了。到现在才开始明白，抑郁也许是一件值得庆幸的事。

今天早些时候我还很难受，焦虑不安，泪水又在眼眶里打转。但现在好了，一边给你写信，一边在想，刚才的心情有些不一样——更像是以前不时会有的伤感，而不是抑郁症的阴影又降临；而且，把所思所想写在纸上，我对自己目前的状况又有了一些了解。

我冒险引用一句听上去像老生常谈的话（我又开始自我批评了）——明天又会是新的一天。

希望这封信对你有所启发。

珍重。

琳达

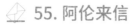 ## 55. 阿伦来信

你好！

　　我坐下先想一会儿，想想正在抑郁的阴云下艰难行进的你。

　　曾经，我无论想什么或体会什么，身体都很难受，相关的人和事也记不起来了，穿不好衣服，几乎不吃东西，甚至妻子见我出门时神情恍惚便担心我能否找到回家的路。真是一段暗无天日的可怕日子。

　　有一段时间工作压力很大，那段时间结束后，我跌入可怕的深坑，迅速被各种糟糕的情绪围困——我在空虚和极度疲惫中倒下了。我想长睡不起，以躲避无处不在的伤痛，但内心深处的动物本能让我警觉并恐慌起来。

　　我无所寄托，从来没有如此孤单寂寞过。一直到病魔离去，半死不活的我在坑里根本看不到一线希望。满

脑子的痛苦蒙蔽了我的心和眼睛。时间停滞了，一切都模糊起来，世界一片死寂。我成了幽灵，圆睁着双眼四处徘徊——一具人形空壳，不留任何痕迹的怪物。好像我已死去，只是躯体还在游荡，苟延残喘。我的生活变成了生存。

在我畸形的观念中，这就是一个屠宰场，全世界都在追杀我。恐怖的念头从各种凶险的阴影中走出，用尽手段折磨我——思想的黑暗之门打开了。我百般抵抗，也挡不住无情的进攻，它们用我的挫败感和悔恨磨刀，戳我的心，挖我的伤口。

更荒诞的是，割草机、天花板这类东西好像也很邪恶，让我害怕并厌恶自己。有好几个月，我在内心的刑讯室里噩梦缠身，在断断续续的精神错乱中麻木自己。

这种骇人的幻觉变得越来越偏执和有害，好像只有去死才能解脱——解脱我，也解脱我的亲人。我的"生活"成了令人窒息的痛苦之源，正在毁掉他们。变本加厉的痛苦熄灭了原始的求生欲望，我盼望死神已伸出的手把我带走——为了自己，也为了我生命中的其他人。

我确信，我走后他们就能回归正常。

我厌恶这种伪善，却又不能自拔。而今如梦初醒，却道当时是寻常。我常常既自我安慰又感到害怕，在自相矛盾中想象着死亡的景象，琢磨，玩味，梦想——仿佛是上天的恩赐，物我两忘的极乐。记不清有多少次，我指望找到开关，按下去，一劳永逸地结束。

幸而自杀并非易事，否则今天我就无法写这封信，也看不到孩子们长大成人。我第一个孙子今年出生了，孩子中的两个也已成家。想到差点影响他们的未来，让他们蒙羞，我的心都碎了。

能活下来，我满怀感激。

任何处方药对我都有（或者我认为有）很大的副作用，我服用不久就停了。因为神经衰弱，也不能接受谈话治疗——注意力一集中浑身就难受，正常思考更不可能——所以，我康复得很慢。很久以后，我才能清楚表述一件事，也才得以找到走出黑暗的路。

回忆过往，我隐约还记得，在深坑中时，好像有一个温柔的轻声陪着我，让我不要自恨，凡事不会一蹴而就。承认恢复有一个过程，不要为了缓解内心的紧张就对自己用力过猛。当我不去想它时，力量开始释放，我开始一小步一小步地接近光明、焕发生机。

这是一列在我沉睡中跨过边境的火车，不知不觉中就到了另一个国度，等我醒来时，云开雾散，初升的太阳已抹去一层寒意。生命之火点燃了，景色令人惊奇。显然，我又从生存回到了生活。一切都没变，一切又都变了。

我终于站起来，视野清晰，五光十色。我开始明白，那些破坏性的、腐蚀生命的感受既不真实也不可靠，而且所思所想的主人并不是我自己。

正如站远点才能更好地欣赏某件物品一样，我发现，给情感、思维和身体留出空间，平静地"关注"它们的变化，有助于获知自己的真实情况和相应的特征。我无畏、坚韧的妻子，还有家人、朋友、大自然、饮食调理、运动，以及其他很多因素促成了我的康复。我的事业也发生了重大变化，我很兴奋，还有很多东西等着我去学习。

顾影自怜，有时我会感到内疚，尴尬更是常事，尤其在践行心理"卫生"的过程中。注意各种念头的发生、发展（要带着感情去体会），并饶有兴致地审视它们，仍然是一种颇具挑战的锻炼。就像在月台上，注意一列正在进站的火车——你可以当它是某种袭来的念头——就只是观察，看，它越来越近了！但不要跳上去，不要随它漫无目的地东奔西跑。

我还意识到，抑郁的痛苦试图转化为某种智慧——感悟头脑风暴不亦乐乎。拥抱真实的未来（而不是你想象的未来），将你的经历融入生活的大画卷，会带给你温暖和欢乐。

罗马不是一天建成的。要活下去，一步一步地前行。把你的精力集中在积极、主动的应对措施上，尽最大努力一点一点地抛弃消极、被动的想法。

记住，现在或任何时候，你都不会一直困在那里——哪怕感觉相反。

朋友，请持之以恒——为了自己，也为了你生命中的其他人——去迎接即将呈现的幸福时光。

一位丈夫和父亲阿伦

⛵ 56. 内森来信

你好！

　　我想先强调一下，每个人的抑郁都是独特的，没有唯一"正确的道路"通向可能康复的起点。然而，抑郁症极其强势——患过这种疾病的人都不会否认这一点，严重时它会淹没甚至抹去你幸福、希望和快乐的全部痕迹。

　　比如我，开始挣扎时，对付日常生活都疲惫不堪。自信心和自尊心直线下降，焦虑感暴涨，阴云笼罩了我的世界，生活中所有积极面都隐退了。周期性的沮丧和焦虑及由此引起的自杀念头告诉我，你已无法摆脱这种纠缠不休的思维模式。但，还是有办法突破。

　　你正在读这封信，这个事实就证明你对未来还抱有某种期望。此时此刻，可能只是转瞬即逝的一点微光，但只要有，它就会存在下去并变大、变强。

我明白，特别在艰难时期，你必须克服困难用语言表述，实质就是梳理思想，做冷静的评估，以期走出黑暗。这需要一些时间，但不久你就会找到并利用应对机制及策略，开始管控心理健康。

说出来是关键——这个观点近些年一直在提倡，确实，再怎么强调都不为过。消除对精神疾病患者的歧视是一项运动，我们中的很多人都参与了。我坚信，要弄清楚这种变幻不定的疾病——让它发声，开始对话——至关重要。虽然你很清楚在抑郁中孤独无助是怎样一种痛苦的体验，但你并不是一个人在忍受、在抗争。当我们通过交流和沟通，得知抑郁是一种正常的疾病时，其作用就显现了。读这封信时，你就是一位交流者，应该深感欣慰。

为了抑制焦虑，增强抵御能力，管控抑郁，我接受过长期的心理咨询，服用组合药物。管控是可能的，进步和成功也是。

读大学的三年中，大约有 18 个月我的病情频繁发作。老师关心、鼓励我，因为有这种身边的人际支持，我没有悲观过。

帮助者就在那里，你不必独自面对困难。我一等学士学位（英国的大学本科学士学位分为一等、二等甲、二等乙和三等四个等级）毕业——这一直是我的目标，我常常觉得不现实，但还是做到了。之后，我花了些精力，创办了一个基于心理健康的博客，当然也包括时事评论——我的职业理想是从事新闻领域的工作，最好是电视新闻制作或报道。所以，你不能丢了梦想，要为自己设置靠谱的目标，规划实事求是的步骤，然后庆祝各种成绩（不论大小、类型和作用）。随着你的进步，我保证你的信心会重新建立起来，低垂的乌云再也挡不住你的视线。

如果读完这封写给你的信，你只有一个收获，我希望是这个：你毫无理由，也不应该为患有精神疾病而羞愧。

你不脆弱，也不是废人，当然更不孤单。

我相信你前途光明，别着急。一天一天地、一个小时一个小时地，甚至一分钟一分钟地坚持，一切终将好起来。

不仅要信任自己，还要信任众多帮助你的人。

我关注你，支持你，祝福你。

内森

57. 比尔来信

你好！

　　鬼才知道，我们为什么要受这种罪。先天的，后天的，还是都有？什么答案都不要紧了，事情明摆着，虽然是一副烂牌还是要继续打下去。

　　我在这个星球待了 60 多年，大半辈子都在和焦虑症、焦虑性抑郁症打交道，其中包括数年时间的自我戒酒治疗。现在，我保持清醒已 32 个年头了。我是过来人，我懂。我对你满是敬意和同情。

　　几十年前，我估计自己没几天可活了，就像秋后的蚂蚱。但现在我明白，那纯粹是胡思乱想。谢天谢地，我好歹没有举起白旗。不骗你，有很多次，我都开始找白布了。

　　一切都还在，朋友，从来如此。

继续前进，继续学习，开动脑筋，照顾好自己的身体和精神。绝对不投降，永远。

你很重要……

比尔

⛵ 58. 休来信

你好!

  我不认识你,但共同的遭遇把我们拉近了——这就是我想和你分享我的经验的原因。

  20多岁时,沮丧和焦虑按各种比例混合在一起,轮番折磨我。导火线是大学毕业后的第一份工作:恃强凌弱的办公氛围令人不快,缺乏自信的我成了笑柄。

  于是我换了职业,成了一名记者。但心理阴影并没有消失——事实上还加深了,尤其在做本职工作时:写每一篇文章,哪怕很短,我都要绞尽脑汁。为逃避恐慌,我通过酗酒麻痹自己,而且有若干次在琢磨自杀。其中一次,我抓了一把药片塞进嘴里,口水都流出来了,正犹豫要不要一口吞下,室友回来了。另一次,正开始工作,我确信自己今天会死,有种荒唐的乐趣竟冒了出来：同事们天天和我一起吃午饭、闲聊，却不知道今天中午是诀别。

然而，所谓最后的午餐过去七年了，我还活得生龙活虎——有时回首往事，真不敢相信自己是怎么过来的。工作成了快乐而非压力之源，我比以前更珍惜亲密的友情，但最重要的是，我特别爱惜自己、尊重自己——毕竟总有对自己怒其不争的时候！最近几年，在康复的路上我离终点越来越近，才得以反思自己的心理健康问题。真相往往因为我们身处其中而不自知。基于这个道理，我列了五点看法，但愿对你有所帮助。

1. **抑郁不是难言之隐。你知道我发现抑郁最糟糕的是什么吗？是为抑郁而抑郁的恶性循环，是把心理脆弱等同于穷困潦倒。如今回头看，我才明白，从某种角度看，导致抑郁的性格恰恰是值得我自豪的品质。例如，工作上的焦虑其实源于渴望把文章写得更好——这种积极的动力促使我掌握了某些写作技巧。广泛性焦虑障碍发作时，估计你有同感，就是因为想得很多，也许太多了。**

如果我不是一个很敏感、很纠结的人，它能拿我怎样呢？可又有谁不在乎、不担心呢？确实，我只能接纳自己的弱点，并坦然视之。从此，康复启程。

2. 抑郁并非一无是处。你可能认为这是一厢情愿的荒谬观点。没错，我并不想回到20多岁，假如当时没有心理问题的话。我发自内心地感谢它的陪伴，因为我最终受益了——它从根本上把我变成了一个开朗、坦率的人，对朋友、家人和世界均如此。

3. 不要害怕挖掘根源。抑郁症现在还是一种解释不清的化学失衡。当然，也因为你自身存在一些特殊的东西，花点时间去追根溯源、一探究竟——肯定比困在为抑郁而抑郁的恶性循环中好——这才是行之有效的应对策略。

4. 不存在"百分之百的康复"。抑郁症不可能彻底痊愈——认识到这一点对你的健康更有好处，不要视而不见地骗自己。我时不时还会反复，诚然，这与多愁善感的个性不无关系，但我不惊慌，懂得设法自我调理。

5. "我们都不正常"。《爱丽丝梦游仙境》(*Alice in*

Wonderland）中的这句话一直陪伴着我——20 多岁时我用这几个字装饰合租屋的大门。它提醒我，没有什么是"正常"的。很多我认识的人也患有精神疾病，但他们在忧郁中绽放出精彩的光芒。

衷心祝福你。

你一定会好起来。

休

⛵ 59. 梅根来信

你好！

在抑郁中挣扎，这是人类能忍受的仿佛时间已停止的磨难之一。

我要和你分享抑郁心得。这段旅程，我曾经一直羞于示人，未曾想有一天会接受它，身边的人更不会。那时，我对光明视而不见，内心一片漆黑，我确信自己已经迷失。

当生活的步伐突然停顿，陷入无边的空虚，眼睁睁看着人们把你甩在后面、奔向未来时，你如何接受得了？无法释怀后的麻木，慢慢吸走你的氧气，荼毒你的血液，越挣扎呼吸越困难。挥之不去的悲伤，在每一个转角等你，每走一步，身体的痛苦都回应着它们的哭喊。焦虑发出顽固的嗡嗡声，在你一次又一次的转身中响起，噪声如此刺耳、残忍，足以使你呆若木鸡、心搏骤停，直到最后的轰鸣远去。

我追寻自己曾有的亮点，踏上绝望的单行道，但总是又回到起点。在同样的路上，我奋力跑了几个来回后，每走一步都精疲力竭，身体和思想开始麻木，变成一辆没有油的汽车，在高温下生锈、开裂。我以为，抑郁永无止境，再也无法穿越。

我的一位治疗师曾提过一些有价值的康复建议，我沿用至今。他说，"以为自己不行和确定自己不行，二者有天壤之别。"

听从这些建议后，我的观点彻底转变，不再死守一条道。原来，之所以无休止地在绝望中转圈，如一只倒霉的井底之蛙，是因为我不相信康复也是一条可走的路。其实康复的条件明摆着，只怪我的想法像雾一样蒙蔽了双眼。

接着，刹那之间，康复的希望近在眼前。就这么简单，只要在那一刻——把旧思想从头脑中赶走，明白自己在哪里——最重要的是明白自己是谁。

所以，亲爱的朋友，请记住，下一次如果你以为时钟又停摆了，那真相只有一个：这只是你的幻觉。不要再自以为是了，要时时提醒自己，在你看不见的地方，时钟一直在嘀嗒作响，它会指引你打开梦寐以求的机遇之门，门内的景色叹为观止，精彩纷呈。

坚守信念，玉汝于成。

祝福你。

梅根

⟁ 60. 雷切尔来信

你好！

　　但愿你刚睡过一会儿，或者正在休息，可以打起精神读几句。如果不行，改个时间再来，反正这封信一直在这儿等你。我对你有耐心，你对你自己更要有耐心。三年前，我和你的情况很相似。

　　有时，感觉那三年就一瞬间；有时，又觉得抑郁是另一个世界的光景；更多的时候，它还在某个转角处的小巷里等我，我会不会又跌跌绊绊地走回去呢？好像忘了具体的位置，只是肌肉的记忆牵引着，要我回头。

　　我不敢说我和你一模一样，因为你的情况肯定有所不同。

　　每个人的痛苦都不一样，记住，这很重要。

还有一件事也很重要，至少我们可以彼此倾听，见证对方的苦楚。有人了解你，哪怕对方并不能完全理解，也是一个良好的开端。"我可能抑郁了。"三年前，当我憋出这句话时吓坏了自己。

"要我给你开点药吗？"我还没来得及缓一口气，就传来了医生的回复。医生面无表情，好像根本不清楚我刚才说那句话时其实撕心裂肺。

我愣住了，努力冷静下来。

"我想，先试试别的办法吧。"

我接受了一年的心理咨询，休息一段时间后，又继续。这可能是我做过的最勇敢的事情，承认自己并没有根本好转，还需要寻找力量继续努力，继续认识自己。

抑郁症，值得你为之而战。

终有一天，做任何事你都不会无聊、不会羞愧。

终有一天，你不必再四处寻求大大小小的安慰。

你理当活下去。你会拥有自己的一片天地。时间、爱、耐心，可以成就一切。

　　有许多人都在为管控抑郁而奋斗。抑郁症最大的谎言就是：你只能顾影自怜。不，那是谬论！

　　多保重。

雷切尔

滴水可以穿石，
坚持就是胜利。

⬨ 61. 杰克来信

你好！

我是杰克·麦克玛纳斯，今年 43 岁，是一名全职电工。

我患有多种精神疾病，有时狂躁、妄想，觉得自己可以征服全世界，有时又成天躲在被窝里，要么害怕外面的世界，要么害怕脑子里纠缠不休的自杀念头。我还……

算了，就此打住吧！！！

我不想让人以为我是个悲惨的幸存者，我也没有长出翅膀飞起来成为美丽的天使；我没有战斗，也没有康复，更不是经历了两百多次诊断的奇怪家伙。

我不知道有没有神奇的解药……我不敢向你保证一切都会好起来……我不敢说，今天、下周或明年就会好起来。但根据我的经验，我可以告诉你，没有什么是不变的，总有一天我们的人生会有所不同；相信自己是"谁"而不是"什么"，对我们有好处。

我6岁时，妈妈去世，差不多同时，学校里最好的朋友也夭折了。从此以后的很多年里，我茫然失措，走不出阴影。14岁就有了犯罪记录，我开始失控，越来越糊涂。到了19岁，我已不在乎生死，哪还考虑什么前途。左手腕上的伤疤就是那段时间的见证，我挽起袖子又摸了摸，很多年了，往事不堪回首。这没有什么见不得人的，我不掩饰，也不炫耀。很多人在心里或身上都有类似的伤疤，表面上看都是自己与自己过不去，其实看穿了，也不能全怪自己。

世上的事由不得我们，但我们可以好好把握自己。

几年前，我的一个很亲密的朋友自杀身亡，在我心里，天又变了，我再也走不出那个……此后3年，我长期失眠，精神错乱，焦虑不止，开始大量吃药。我看不到任何出路，绝望中我决定再活365天，我给自己写了保证书，发誓最后一天坚决执行。

然后，突然在某个时刻（记不清是何时），不管是不是双相情感障碍、妄想症，或网上鉴定的这样或那样的毛病，我都无所谓了。反正有些"不确定的"问题我也无法修理，不纠结了。就这样，压力消失，尽管当时我并没有意识到。我开始每天早起，去树林里散步，趁没有人的时候看日出。

后来我竟然想去登山，一直没弄明白是什么原因。我担心没人可商量，担心找不到教练，却不担心摔下来，后者可是实实在在的恐惧，不是什么凭空想象的噩梦。

365 天的约定只剩下屈指可数的几天，我登上了山顶，完成了不可能完成的任务。在兴高采烈、难以置信的时候，我向登山向导汤姆坦白了我的精神疾病史，结果他眼睛都没有眨一下。在他看来，有"问题"并没有什么了不起，了不起的是我想登山而且稀里糊涂地就登上来了。那天，我明白了，有时候我们的"问题"之所以严重，是因为我们容许它严重。

"嘿，我很艰难，需要帮助。"说出这句话又不犯法。很多人听到这句话并不吃惊，也愿意提供帮助，反而是你感到吃惊。

开始登山后，我下决心不再封闭自己，对朋友和家人讲了这一切。我在博客上写了一篇文章，后来又建了一个关于登山和抑郁症的网站，最后还为英国广播公司制作了一个短片。

现在情况并不尽如人意……我还没有完全恢复……就在上周，我还被糟糕的发型气得要死，早上 3：00 恐慌发作，准备打电话叫救护车……我承认，这成了我生活的一部分。我不算什么，我就是我，杰克·麦克玛纳斯，我……

……我还活着。

保重。

杰克

⛵ 62. 奥德兰来信

你好!

　　你现在很沮丧,我没有必要粉饰它。你我都清楚抑郁症有多可怕,我感同身受。

　　我写信给你,想伸出双手给你一个口头拥抱。近来你的日子过得艰辛,我很难过。我想让你知道,不管你是否意识到了,有人真的关心你,愿意帮助你脱离困境、走出黑暗。我知道人生不会一帆风顺,但我更知道,至暗时刻我们人类内在的力量和韧性有多了不起。

　　我抑郁时,痛苦不堪,以为原有的生活一去不复返了。我经常筋疲力尽,身体也出现问题:头痛、胸闷、烦躁、失眠。对每件事都失去了兴致,觉得最简单的事也做不了。在自责自怨中煎熬,萎靡不振,悲观,绝望,真的以为一切都出问题了,形势不可逆转。在绵延不绝的阴暗日子里，我看不到一丝希望。好像处境还不够艰辛似的，凡事我还给自己找茬，在愧疚和负罪感中折腾。

日常生活也完全陌生了。有时我接连几个小时暗自流泪、唉声叹气。我经常很早就眼睁睁地躺在床上，想到又是漫长的一整天，真受不了，今天又要怎么过，如何打发时间，还撑得下去吗？每天都在大大小小的焦虑中度过，从一般的紧张和忧虑到绝对的畏惧和恐慌，都有，更不想和别人说话。我挣扎着想一了百了，自杀念头此起彼伏，吃饭、洗漱这些日常动作在死亡的阴影里变得毫无意义。很多时候我感觉心已死，成了一具空壳。

"你清楚这些都是假象。"连这样提醒自己的勇气都消失了。我想，我再也无法工作了。余生，失业、破产、无家可归的景象浮现在我的脑海里，消极的念头涂抹出一幅凄凉、灰暗的流浪者肖像。我真的相信，自己的职业生涯已结束，因为大家对我彻底失望、厌烦透了。最可怕的是，我只相信自己的感觉，自以为这就是现实生活的真相。

我不知道如何才能康复，但又渴望好受一点，这成了我坚持下来的动力之一。我对自己说，"再坚持一会儿"，再坚持一分钟、一小时、一天，就这样熬着。尽管空虚、荒凉、恐惧让人难以忍受，可我还是挺过来了。

休息，吃药，我用了很长时间，终于开始康复，这时我才逐步揭开并承认事情的真相。之前，因为重度抑郁，我一直不清醒，惊慌失措，没完没了地纠结，到底怎么了，为什么，怎么办，为什么是我，如何是好。好像天快塌了，自己也将分崩离析。真是心有余悸。

现在，我好多了，还开了一个康复博客，康复体验与抑郁时悲观、凄凉的感受形成了鲜明的对比。我的生活恢复了正常，大部分时间既充实又放松，对生活的信心、勇气、激情和兴致回归了。我又开始工作，继续从事喜欢的事业。这个时候我才看清楚，以前的处境有多糟糕，对自己的思想和生活造成的影响有多严重，但康复过程令人欣慰，这是个奇迹。

如今，我常常勉励自己，"过好当下即幸福"，我让自己的每一天都充实起来（排除干扰，坚持学习）。所以，不管抑郁有多痛苦、多绝望，你都会好起来的。

你可以康复。

你可以重新过上有尊严的、快乐、丰富多彩的生活。

你可以找回平静、积极、从容的心情。

你可以恢复与人们的亲密关系，享受社交活动。

你会为自己、为你的人生而自豪。

你会康复。

要不断提醒自己"这是抑郁症，不是我"，这很有帮助，我以前总误认为抑郁所感就是真实的自己。当你控制了抑郁（在他人的帮助、支持下，因为我们不是超人），就找回了自我，也就能更清楚地辨别真伪。

你会有办法的。每个抑郁者都能找到对自己有用的康复方案。相信我，你也有你自己的路，穿越抑郁，走向轻松、舒适和快乐的生活。

你做得到，你很棒。

经历成就你自己。

慢慢来！

奥德兰

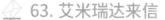 ## 63. 艾米瑞达来信

你好!

有句话你听过无数次,我想再重复一遍:"任何人都可能患上心理疾病"。它不在乎你聪明与否,年纪多大,收入如何,也不在乎你是什么学历。

但我们在乎,我们都有追求。

从小到大,我一直很用功,一般都能实现自己设定的目标,是一名好学生,也是不错的运动员,而且总希望得到肯定。所以,我努力给教练和师长留下一个好印象,成年后又渴望得到上级的赞扬。

这些年我的抑郁症状逐渐加重,这是长期自我激励的后果,因为有一种信念在推波助澜,那就是:要完美,要做到最好,唯有如此才是我想要的结果。

在 20 多岁时,我一直渴望证明自己的价值,老板

要求每周工作 40 小时，我却自我要求 60 小时，甚至 80 小时。有位同事说，"如果艾米瑞达不为非赢利机构工作的话，她现在已是百万富翁了。"这句话我听进去了，换到私营部门后，我要求自己一两年内实现这个目标。不再受制于不赢利的约束……我想，百万支票必然等着我。

然而……至今没有等到。各种抑郁症状发作了，并且持续多年。我已陷入自恨和空虚的旋涡中，经济上的失败又雪上加霜：拖欠学生贷款把我推入绝望的深渊，甚至想到自杀；意外的信用卡利息支出或空头支票……垂死的节奏；还有，被杂货店婉拒……直接把信用卡丢进我的车里，泪奔，我差点把车开下公路。

我没有达到目标。我本该成为百万富翁的，我聪明能干，有学士学位，有令人羡慕的职场经验，而且，还有 0.70 元在银行。

我根本没有料到，患有心理疾病会有如此多的困扰，只需埋头挣钱就可以成为百万富翁这样的事也成了泡影，真是一损俱损，片甲不留。后来我病入膏肓，住进了医院，只能辞职，从巴厘岛搬到美国，还要筹钱治疗。失业，无家可归（好在还有家人的陪伴），欠下巨额医疗债务。

一个人精神严重崩溃过后，生活想要回归正轨，几乎得不到任何社会资助。尽管人们普遍认为，有一份能胜任的、感兴趣的稳定工作，对长期健康至关重要，但少有机构或公司愿意施以援手。一个人要想经济稳定，就得找到合适的工作，这就要求申请、面试、表现和业绩各个环节都吻合且保持一致。你很清楚，一个健康的人找一份好工作都不容易，更不要说我们这种并没有浮出精神苦海的人了，我们有时连最简单的生活琐事都难以应付。

如今，每个月支付账单时我都有极大的自豪感，不再为没有登上"35 位 35 岁以下最富有女士名单"而沮丧。我对自己的要求更理性、更健康了。

如果你正在为理想而奋斗，又觉得自己的心理健康问题是主要障碍，就不要独自战斗，因为你并不孤单。一个人如果身体出了问题，其追求又从何谈起。要把健康放在首位。我的体会是，长期健康不是一蹴而就的，而是坚持心理健康优先并持之以恒地自我调理的结果。

　　在保持心理健康的前提下，一步一个脚印地前进，目标就不远了……但目前你对自己还是要多一点耐心。我们为你加油。

　　祝福你。

艾米瑞达

⬙ 64. 丽莎来信

你好！

　　此时此刻，你可能心都快碎了，你一定很厌恶自己，恨父母生了自己。

　　你想不通自己为什么如此抑郁，为什么是自己，自己究竟做错了什么要受这份罪，对吗？

　　请相信我，不要胡思乱想，坦然面对吧。没有人愿意抑郁，这不是你的错。勇敢点，别再自责了。我理解你怨恨和沮丧的心情。这种疾病的可怕表现之一就是彻底绝望，它躲在幕后骚扰你，等你刚刚好一点，又给你一击，就这样如影随形，数天、数周甚至数月。

　　你担心自己好不了了，放心吧，早晚会康复的。

　　医生建议你服药，你就服。吃药不会立竿见影，病情会反复。那就没意义了？不是，这需要时间，不能停，包括尝试不同的药物。坚持下去就会而且肯定会起作用。眼下，为健康而努力是你最正确、最有效的选择。

在你眼里，生活已面目全非，往日不再。你深感羞耻，不仅如此，更失去了康复的信心，认为找不回自己了。

药物治疗是关键，你慢慢就会察觉到变化。无论如何，都要抓住这点不放弃。同时，辅以其他必要的活动逐步推进，去散散步、喝喝茶、会会朋友，到室外晒晒太阳，等等。一步一步地走，一点一点地改变，一天一天地进步。

你还会有疲惫不堪的感觉，但不要害怕。想想自己肯定会好起来，还有比这更棒、更令人激动的事吗？抑郁会消退，你也将做回优秀的自己。

说到这里，你很可能嘲笑我，说我幼稚。没关系，幼稚就幼稚吧。反正，你不要惊慌失措。有一天当回想这段征程时，你会为自己鼓掌叫好。你的坚强难以置信，你的敏锐令人动容。你能爱，也值得爱。

抑郁症，不过如此。

它会击倒你，但你也可以站起来打败它。

保重。

丽莎

🔺 65.克丽丝来信

你好!

　　我只想让你明白，我也曾有过你现在这种陷入黑暗的感受。

　　无论你怎么挣扎，黑暗笼罩着一切。抑郁症就是一头巨兽，将你吞噬殆尽。我知道，你每天都在尽最大努力克服它，但有时情况不仅没有改善反而更严重了，甚至起床都成了问题，你只想永远躲在被窝里，因为要鼓起全部意志才能起床、穿衣、出门。日复一日，你不想见人，不想和任何人说话。如果可以的话，你宁愿天天如此。你整夜整夜睡不着，辗转反侧，凄凄惨惨戚戚。你又盼长夜无期，就这样了此残生。

　　你见什么哭什么，想什么哭什么，泛滥的泪水撕碎了可怜的心，头昏脑涨，就算流尽了最后一滴眼泪，也还在抽泣。你心想，就算说了也没有人理解你的感受，你快疯掉了。但我要说，有人理解你，他们甚至会承认自己患有或患过抑郁症。

你一直不清楚绝望感从何而来，不清楚光明在哪里。外面，阳光不再灿烂，美丽的花儿开始凋零，欢声笑语的孩子也失去了踪影，什么都没有了……其实，什么都没变，是你的固执使你相信它们消失了。这一切变化什么时候开始的，又是为什么，你想不通。

这么说吧，我们每个人一生中的某个时候都会抑郁，所以你不要以为自己很孤单，也不要以为没有人理解你。没什么可羞耻的，更不要有负罪感，这不是你的错。强者，正因为一直坚强，往往更容易抑郁，因为心弦长期绷得太紧。

我认为，抑郁症是身体和大脑的一种算计，它们的意图是让你停一停，把脚步放慢点，重新全盘审视一下自己的生活。尽管黑暗的隧道看似没有尽头，但你将走出来，也能走出来。希望永远存在，你终将战胜这头巨兽。想了解我是怎么知道的吗？因为我是过来人，经历了这场战斗并最终胜出。它差点夺走我最后一点理智、活力和求生欲。

相信我，你一样能胜出。很多患者已经或正在康复。

别心急，慢慢来，没关系的，只要你在前进并坚持。

克丽丝

⛵ 66. 马智睿来信

你好！

抑郁时，你每天都要忍受头脑中的那些念头：你一无是处，没有谁要你，更没有谁爱你，你再怎么挣扎也没有人理解你。真是暗无天日。

后来，你意识到再这样继续下去会走上自毁的道路，里里外外都将千疮百孔。但你就是不能自已，一直走不出来。

你在纠结中迷失了方向。为什么会这样？怎么就得罪了朋友？之前为什么不想想办法？为什么不向朋友和亲人求助？

你常常情绪低落，不想面对，只想逃避。恨不得把每个念头、每件事、每个人都赶出脑海，甚至不想起床。有时还想大喊大叫一通。这些都正常。一旦理解了抑郁所蕴含的真意，你就开始接受了，就可以前行了，就会明白寻求帮助不是脆弱而是勇敢的表现。

慢慢你会注意到并非只有你才有这种痛苦，还有成千上万的人每天都和你一样。我们只是羞于说出来，或者顽固地认为精神健康问题属于不便提及的话题。其实，我们讨论得越多，我们所帮助的人就越多，包括帮助患者的朋友和亲人。

对我来说，康复就是过好每一天，用不同的方式应对不同的压力。这不仅帮助我缓解了抑郁，也减轻了习惯性头痛。在康复的过程中，我意识到生命是如此短暂，需要爱和友情支持我们渡过难关。康复过程还能增强我们的信心，没有什么能难倒我们，光明已驱散我们头上的抑郁乌云。

人生短暂，不要独自奋斗。微笑吧，再次在雨中欢歌、舞蹈。

总之，我们都需要朋友和家人的关爱，这不是一个人的战场，我们在一起。

你不必单打独斗。

马智睿

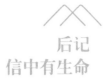

后记
信中有生命

　　虽然我的整个学术生涯都致力于研究"生命写作"，但对书信感兴趣还是晚年的事，当时终于能在心里接受父亲之死，并打开了他留在柜子里的文件。在我快 30 岁时，父亲去世，具体原因——抵抗性抑郁症及母亲患癌离世引起的悲痛——让我难以承受，直到我翻过 60 岁，才敢去探究。那段时间，这些文件（绝大部分是私人信件）加深甚至改变了我对他的认识，尤其是他的婚前生活，几乎都写到了。

　　开始查阅父亲的信件时，我正在写一本关于他的回忆录——因为被不散的悲伤所驱使——初衷是寻找史料，主要是我出生前的。此外，也希望这些信能带我走近一个我从未真正了解的男人，并对他突然的精神崩溃做出诠释。

结果，在这些信件中我发现了更多的价值。

私人信件偏重于表达情感而非传递信息或想法，但它们自有其重要性，尤其是背后的意图和安排。这不仅仅是"交流"，更是一种把认识的人——朋友，亲戚和爱人——连在一起的纽带。在一封信中，父亲的一位同性密友提及他所谓我父亲的"友情哲学与通信的关系"，意思是，我父亲认为，信件能使通信人感知并拥有对方，需要时可从中获得陪伴和安慰。因此，我开始珍视父亲的信，它们有一种创建和维护与他人牢固关系的魅力。现在，这些信已不能连接他和他的朋友们，却以别样的方式把我和他连在一起。

最珍贵的信中有一部分是父亲在第二次世界大战期间写的，他是太平洋战区的一名海军军官。通过它们，我更清楚了自己的来路和我们的小家庭，父亲、母亲和姐姐——那时还没有我。这些信当然不是写给我的，也没有提到我，但现在把我和他及我母亲连在了一起。

通信早已中断，但留下的信件让我和他们保持着联系。在他们不死的灵魂中，我找到了自己现在和未来的人生意义。在父亲的这扇窗，还有我自己的那扇里，装满了我的感恩之情。信件在我心里，已不只是活过的证据、回忆的材料，更是生命自身的组成部分，产生并成就了一系列亲密的人际关系。

　　和我父亲档案文件中的信大不一样，本书中的信不是某人写给相识者的传统私人信件，也不属于那种为了扩大影响而公开地写给确定收件人的"公开信"。康复者来信旨在出版，当然也是公开的，区别在于它们拟服务于未指定的、不认识的收信人：不妨称之为"受众"。这些来信中的康复情形及其相对良好的健康状况吸引了读者，是慰藉也是鼓舞，启发读者联系自身实际、想象未来。它们借此验证并丰富了至今仍具生命力的书信写作现象。

　　有人或许认为书信写作是一门过时的或垂死的艺术，其实通信在新媒体中仍很盛行。诚然，我现在发的电子邮件远多于曾经的"蜗牛邮件"，但我并不在乎发出的信息永远不会被打印或保存，只在乎有人读，只在乎与我重视的人保持联系。这是一种含蓄的维护关系的方式——彼此认同、理解和关注。确实，即使在转瞬即逝的媒介中，通信也起着重要的联系作用并成为人与人之间的纽带。

流行文化也证明了人们对通信有着一如既往的需求。在斯派克·琼斯（Spike Jonze）的电影《她》（Her）中，有一家名叫"漂亮手写信"的公司用可观的待遇聘请主人公为客户撰写私人信件。讽刺的是，这些信并不漂亮——没有文采——甚至不是手写的：他口述，用草书体打印后寄出。这种捉刀代笔的东西似乎心照不宣，观众又不是傻子。讽刺归讽刺，我想，琼斯是在向经久不衰的手写体及其笔迹本身致敬，它们是真实、独特和个性的标记。这部电影令人惊讶地尊重手写信——即使这种尊重带有不当的怀旧色彩——好像写信已过时似的。所以，纵然是或者说尤其是后邮政时代，人们仍看重私信往来。

老式通信有两个显著的特征：一是必须等待，悬着的心在最终收到信时会更加激动；二是轻飘飘的一纸书信——几克重——与其承载的情感不成比例，但影响力可能是巨大的。父亲的信当然值得等待——我首次发现是在他去世后不久，最早的一封写于50年前。然后又过了几十年，我终于全情投入其中。通过它们，我走近父亲，理解了他的抑郁，也缓解了自己的抑郁——明白了我和他相似的气质和不同的阅历。或许不是巧合，我唯一一次严重抑郁就发生在父亲开始衰弱的头几年，我没服药和治疗就挺过来了，直到晚年才承认自己患有抑郁症并寻求医治。那段时间，我正在写父亲的回忆录，明白正是抑郁症给了他致命一击，读他的信于我也是一种治疗。它们延续了父亲的生命，父亲永远活在我心中。我希望本书中的信也能帮助读者摆脱抑郁并明白生命的意义。

G. 托马斯·库瑟

致　谢

我非常感谢写信的人。谢谢你们敢于提笔、敢于吐露脆弱、敢于分享自己的故事。谢谢你们满怀希望的帮助。

感谢伦敦"五月树——自杀者庇护所"。谢谢工作人员和志愿者，在庇护所期间，你们和我这个已经垮掉但尚未毁灭的人在一起，相信我能活下去。那时我害怕独处，只想着去死。罗兹（Roz），我尤其感谢你。

感谢英国广播公司 4 台 All in the Mind 节目组的每个人。你们知道我们在为这本书信集奔忙，并信任它，还邀请我谈了这件事。

谢谢你的付出，奥莉维亚。你和我一样相信这些信会成书出版。

谢谢我的家人和朋友。你知道你是谁、出了什么力。

谢谢你们的支持。

　　一如既往地感谢你，帕特里克（Patrick），我的老朋友。

詹姆斯·威西

版 权 声 明

Copyright © 〔James Withey and Olivia Sagan, 2017〕

This translation of *'The Recovery Letters'* is published by arrangement with Jessica Kingsley Publishers Ltd.

本书中文简体版授权人民邮电出版社有限公司在全球独家出版发行。未经出版者许可，不得以任何方式复制或者节录本书的任何内容。

版权所有，侵权必究。